片平悅子——著
陳冠貴——譯

驚人坐推力！

改變坐姿3公分，
贅肉消、身形正、肩頸腰不再痛！

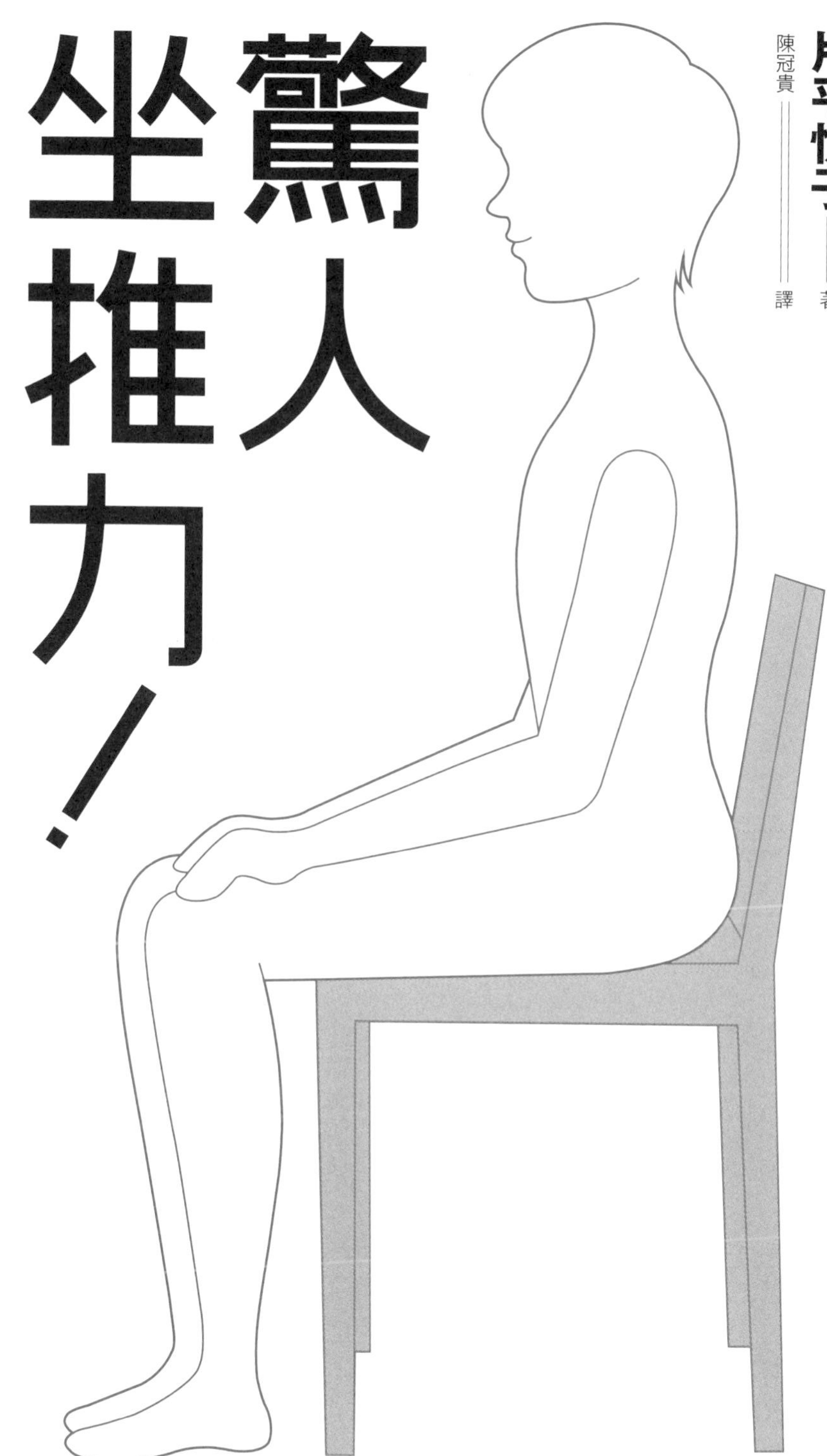

推薦序

非常高興又看到一位將注意力放在讓民衆創造健康，而非只是關注民衆表面症狀的良醫專家——片平悅子，寫了這麼清晰實用的健康好書。

同樣身爲脊椎保健專家，我最經常被問到的問題是：「爲什麼痠痛症狀老是反覆發作？」相信許多人都有這樣的感慨，求助專家治療痠痛後會好一點，但過一陣子若不是又發作了，就是症狀轉換到不同部位。

我的背景跟作者相當類似，曾受聘在中國醫藥研究所教授推拿學，徒手治療證照及聘書二十餘張，處理超過四萬人以上的痠痛症狀。然而我卻得到以下讓你意想不到的結論——**如果你有慢性痠痛的問題，除了你自己，沒有人可以真正的幫你！**

爲什麼？

根據我的臨床經驗，一個人在整脊床上被動地接受我爲他調整脊椎，對他而言這叫做「靜態平衡」，治療後症狀減輕，全身舒暢。但請別高興得太早，因爲回到家裡之後，所有造成腰酸背痛的錯誤姿勢又都出現了，不是躺在沙發看電視，就是蹺腳歪著一邊坐。因此**在整脊床上接受「靜態平衡」之後，回到家中過自己的生活時又「動態失衡」**了。下次再來治療時，這個人的長短腳、脊椎側彎又回到原本的樣子。

我們千萬不可以用相同的自己，來期待不同的未來！想要徹底擺脫腰酸背痛，就先從「坐姿」開始吧！本書中有許多清晰易懂的圖片來協助你「**覺察**」，配合淺顯易懂的解說，讓你「**區隔**」出好姿勢與錯誤姿勢，接著進一步讓您「**改變**」，最終養成一輩子都受益的好習慣。從覺察、區隔到改變，書中清楚解釋「爲什麼」以及「如何做」的技巧，一氣呵成，我一口氣讀完後，直呼這眞是一本有脊椎骨的人都應該知道的好書，在此愼重推薦給你！

其實生命中的點點滴滴、行、立、坐、臥，構成了我們生命的運轉，所以**我們的生活型態就是我們的健康狀態**！提醒受腰痠背痛之苦的朋友們，醫生的囑咐與治療要配合，但千萬不可過分依賴醫療，唯有注意自己的生活型態，對身體負責，才能在健康上擁有眞正的自由！畢竟：疾病管理靠醫療，健康促進靠自己。

每個人都應該是自己健康的創造者，也應該是自己健康的主人！

脊椎保健專家　**鄭雲龍**

前言

首先，非常感謝你拿起這本書。

這是一本透過改變坐姿，讓你的人生好轉的書。

坊間有很多減肥或運動的書，但卻幾乎沒有講述「坐姿」的書。

想想看，你有以下這些煩惱嗎？

- □花很多錢在推拿、整骨或指壓上
- □因為肩痠或腰痛無法在工作或學習上集中精神
- □因為姿勢不良看起來比實際年齡還老
- □為了O型腿而煩惱
- □曾經因為腰扭傷而放棄工作或玩樂

就算只有一個情況符合，這本書都能改變你的人生。

我身爲整骨師二十五年來，已經治療了五萬多名患者。每個患者的煩惱都不同，如肩痠、腰痛、O型腿等等，但無論哪種症狀，經過矯正調理，**「坐姿差」的人可恢復正確坐姿，所有不適症狀更能順利改善。**

爲什麼坐姿如此重要？

因爲——**坐姿特別容易走樣**，以站姿而言，最差的情況是把重心放在單側，斜倚在周圍物品，讓身體重心不平衡。

然而，坐姿不良卻可能**彎腰駝背、托腮趴桌，或者向前蜷曲、向後仰身，或者把體重放在單側、蹺腳或膝蓋外開**，很多人會長時間維持相當糟糕的姿勢。

走樣的坐姿一旦變成人的身體習慣，不管站立或走路，都將維持慣性。**深受駝背之苦或為了O型腿而煩惱的人，根本原因也是坐姿不良。**

而經過長時間的錯誤姿勢，骨頭本身的形狀會漸漸改變。一旦到了這程度，要恢復原狀就很辛苦。每每看到坐姿走樣的人，我總會暗自感嘆「可惜、可憐」。但是，我不可能魯莽地告訴陌生人：「你這種坐姿很糟糕！」

正因如此，我想透過這本書傳達「正確坐姿」的重要，引導大家一起改變。

改變，只需要3公分就夠了。

做法很簡單，只要兩頁就能說明。那爲什麼要寫成一本書呢？那是因爲我希望各位讀者能把正確坐姿變成自己的一部分，養成一生的習慣。

人並非「只是坐著」。坐著的時候要集中精神工作、學習、用餐、看電視。本書淺顯易懂地說明了讓你在這些情況下也能持續良好坐姿的方法，並說明爲什麼這種坐姿比較好。

講述運動或伸展操的書中經常會介紹許多的訓練，本書能爲你介紹的只有一點點習慣與方法，但卻是**真正經過專家嚴選的有效內容**。

只要3公分，你的人生就會開始美麗發光！

目錄

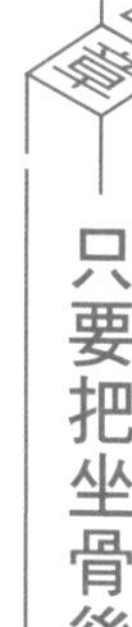

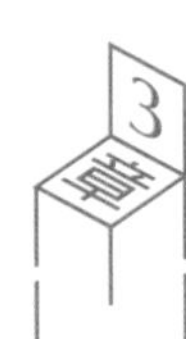

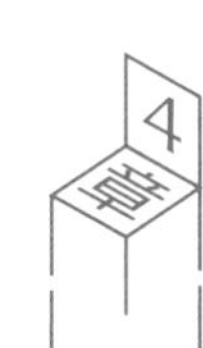

「坐推3公分」消除O型腿！ 103

5章 「坐推3公分」縮小腹！ 135

第1章 改變姿勢，轉變人生！

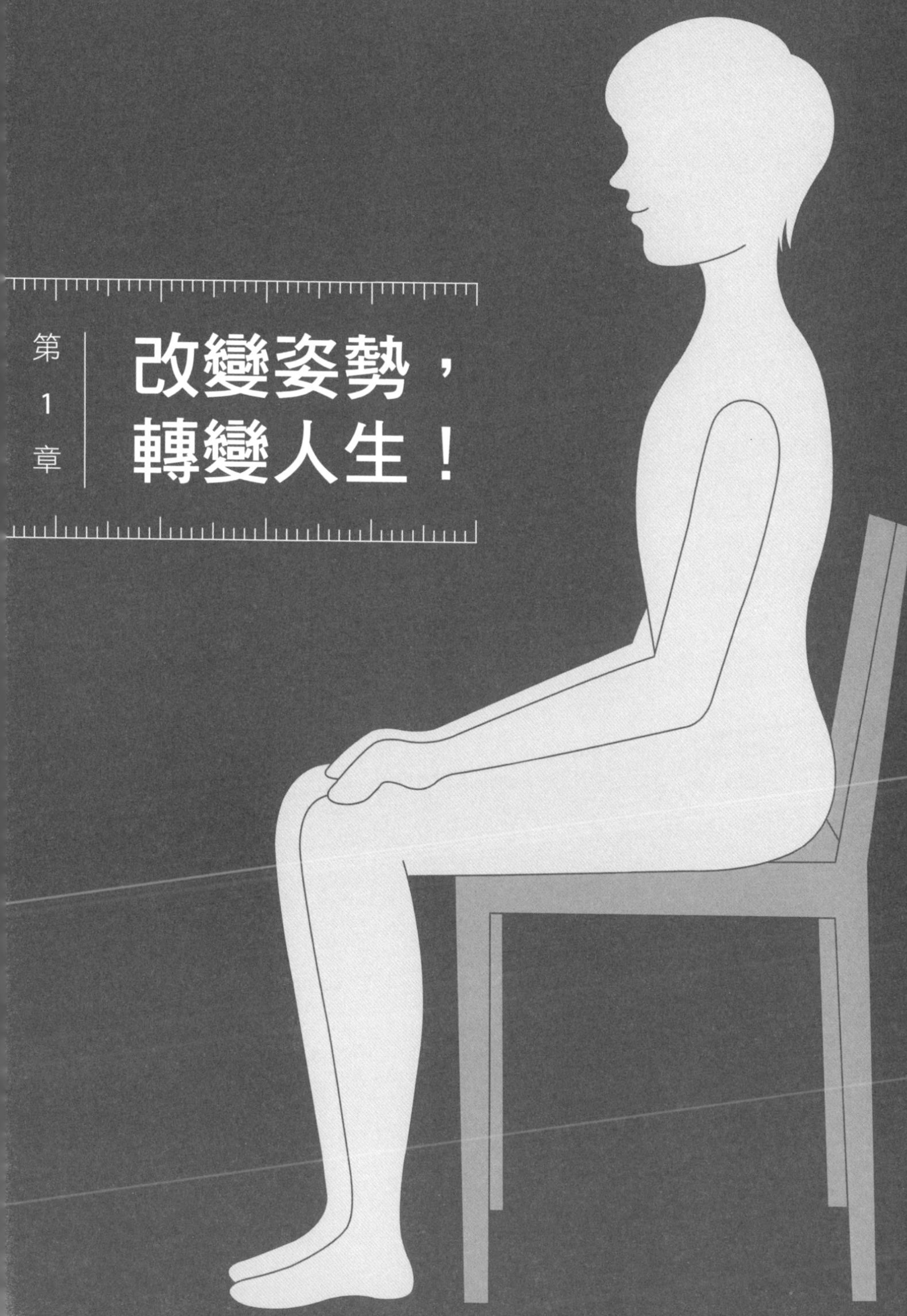

○ 你正在彎腰駝背！

如果你現在正在辦公室或咖啡廳等場所，請注意你附近同伴的姿勢。蹺腿、懶散癱坐、像獨角仙一樣彎腰駝背……等，多半是這樣的狀態吧？

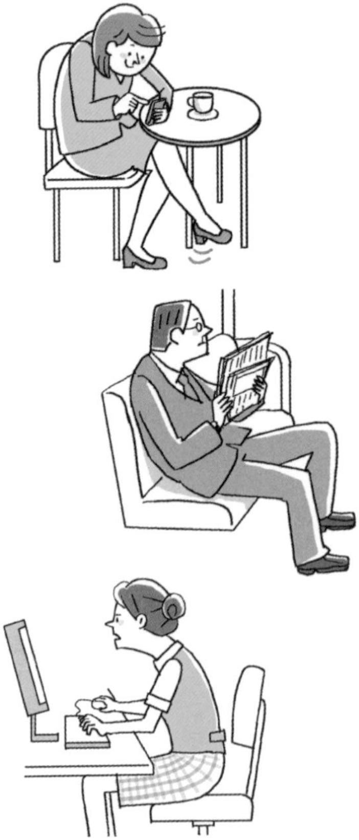

在工作單位或咖啡廳有許多不良坐姿的樣本……

而你也一定是彎腰駝背的。

或許你會匆忙端正姿勢，但幾分鐘後一定又會恢復成原本不正確的姿勢。

正在閱讀這本書的你，是否深受肩痠、腰痛、O型腿或其他身體不適所苦呢？**如果你明明不是因為運動或意外事故而造成身體損害，卻能感覺到明顯的身體不適，那原因必定出於姿勢。**

此外，過去曾因運動或意外事故而造成身體損害的人，保護受傷部位的同時，也有不少人養成了姿勢不良的惡習，然後讓症狀越來越惡化。

偶爾我們會確認自己在鏡中或玻璃中的姿勢，在意識到「檢查姿勢」的時候，就會刻意挺直背脊、端正姿勢。

然而，此時映在鏡中的自己，並非真正的自己。

也有一些人即使沒有肩痠或腰痛等不適症狀，卻總覺得身體狀況差、無法消除疲勞、全身不舒暢……等，問題很可能就出在平時的姿勢。

○人生因姿勢而轉變！

只要改變姿勢就能改變身體，若改變身體，人生也會轉變。

「太誇張了吧！」或許有人會這麼覺得。

可是，我身爲治療師二十五年來，已經治療過五萬名以上的患者。而這當中，**我見證過許多人因為改變姿勢，而從長年累月的身心不適中解放，讓人生逆轉勝！**

患者訴苦的症狀可說是各式各樣、五花八門——

「我只要在辦公桌工作，肩膀就會腫脹痠痛。」

「我的腰扭傷，不能工作了。」

「不管我怎麼休息，都無法消除疲勞。」

每個人的症狀與病因都各自不同，但唯有一個共通點，那就是「姿勢不良」。

曾有位三十五歲到四十歲之間的家庭主婦，因爲肩痠難受而來我的醫院看診。

她的頭痛也很嚴重，一天中大半時間都是躺臥度過，因此家事也無法順利完成，無論怎麼休息也無法消除疲勞。即使去推拿暫時減輕疼痛，第二天仍舊恢復嚴重疼痛的狀態。

我一見到她立刻注意到她的姿勢。

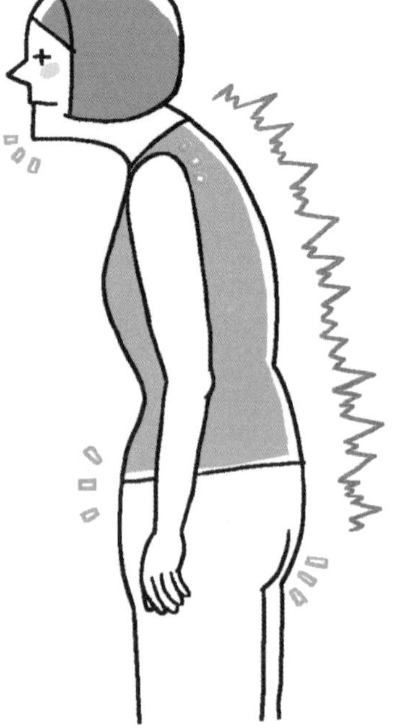

這種姿勢即使什麼事
都不做也會疲勞！

因爲駝背而下巴往前凸出，肩膀以上的部位都不在正常的位置。我認爲她這種不良姿勢，光是日常生活都會不斷累積疲勞。

而且因爲她頻繁地接受強力推拿，造成肩膀到背部就像龜殼一樣硬邦邦。這是因爲身體的防衛機制，一旦受到更強的力量，人體會想保護身體避免刺激而讓肌肉繃緊，持續地繃緊就導致僵硬。你有沒有過小時候玩單槓讓手指根部起水泡的經驗呢？兩者的道理是相同的。

而她本人對此一無所知，進而要求更強的推拿。然後背部就變得更硬，陷入惡性循環。

我爲她施行幾次治療，把關節恢復到某種程度的正確位置後，指導了她的姿勢。而她也努力設法解決這種身體不適，認眞改善她的姿勢。

結果，她逐漸擺脫肩痠與頭痛。而且不僅如此，持續治療的期間，她的外表與性格也不斷改變。

本來健康的她是個開朗活潑、話題聊不完的人。不知道在第幾次的治療後，她才逐漸願意聊起小孩或旅行的事情，總算恢復自己原本的個性。

治好駝背，腰部也得以伸展，身體曲線改變，讓她看起來至少年輕五歲。

她很開心地向我報告丈夫也對此感到驚訝而高興。

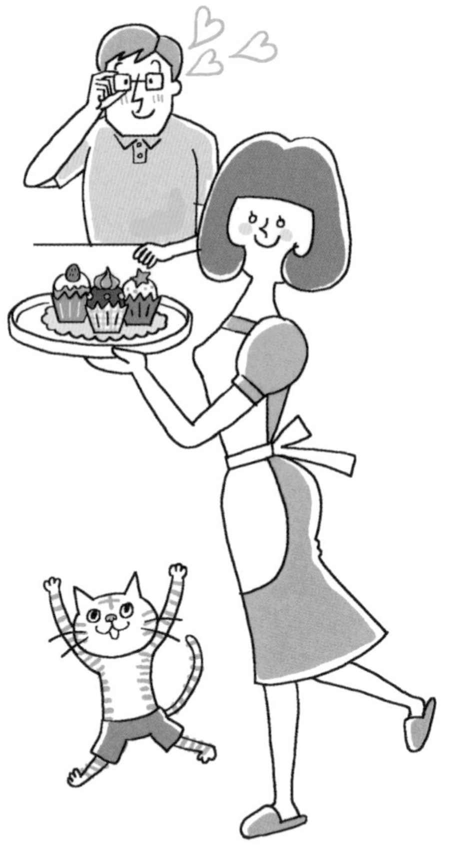

姿勢變好，身心都開心！

世上也有因爲意外事故或生病等不得已的原因，而無法維持正確姿勢的人。可是，大部分的人是因爲自己本身的習性或習慣，才會一直採取錯誤的姿勢。

痛擊你身體的人，往往就是你自己。

如果傳授了正確姿勢而不能實行的話，治療效果頂多只能維持三天。習性的力量非常強大，無論再怎麼調整表面，若不改變根本的原因——某種不良姿勢或身體的錯誤使用方式，不適就會持續惡化。

反過來說，只要能維持正確的姿勢，就沒必要去做昂貴的整骨或推拿。

當然，若是等到身體極度不適，光是注意姿勢就難了，更遑論後續持續性。爲了不要變成惡性循環，請在還來得及的時候修正姿勢。

○只是坐著就是龐大的負擔

了解姿勢的重要性以後，讓我更具體一點地說明到底爲什麼不能彎腰駝背吧！

人類的身體有二百個以上的骨頭，骨頭與骨頭的連結處稱爲關節。肌肉則從一個骨頭橫跨到周邊的骨頭，並附著在關節上。身體透過活動關節而動作，伸展或收縮肌肉來調整關節的動作。

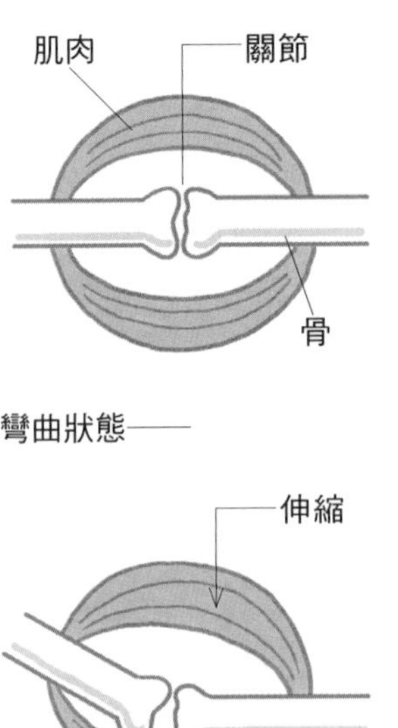

即使長時間維持相同姿勢，只要正確使用身體的話，肌肉並不會過度勉強。可是彎腰駝背時，腰部與背部的肌肉會被強力拉扯，讓肌肉持續緊繃的狀態，無法回到正常的位置。

也就是說，即使什麼都不做，也會持續為身體帶來負擔。

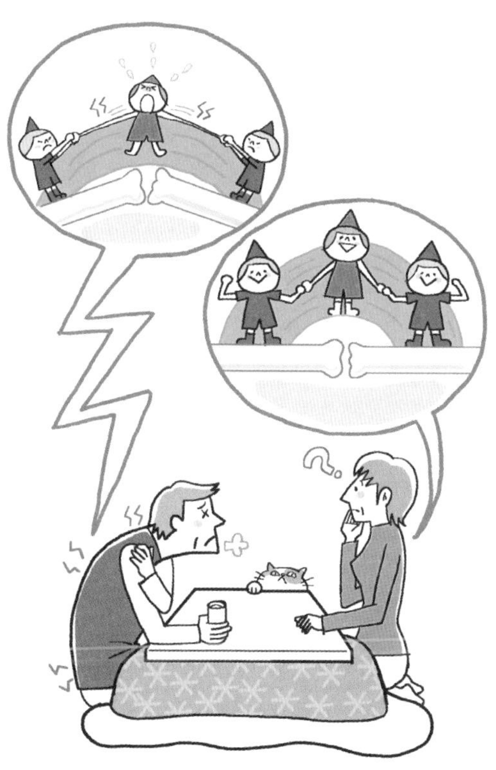

明明是放鬆時間，身體卻發出哀鳴！

大部分扭傷腰部的人，都是在肌肉已累積過多疲勞、無法正常運作的狀態時，又忽然拿重物或者扭動身體才會造成損傷。

「何謂肌肉疲勞？」有此疑問的人，請回想隔了一段時間的運動天。那天明明什麼事都沒有，第二天卻「鐵腿」（台語），小腿肚腫脹痠痛，甚至無法提腳走路——這就是肌肉疲勞。

把肌肉比喻爲橡皮筋或許會更好懂。

年輕時疲勞可以立刻消除，肌肉（橡皮筋）的彈力也會恢復；可是隨著年齡增加，疲勞累積後，彈力就恢復不了。肌肉宛如極度伸展的橡皮筋，緊繃之際，卻又忽然舉起重物——發出慘叫時爲時已晚，已經閃到腰了！

我認爲在二十幾歲或三十五歲之前，還能某種程度地勉強身體，只要睡覺就能消除疲勞。可是，一旦到了三十五歲以後，疲勞會越來越難消除。有

許多人認爲彎腰是放鬆的姿勢，可是，養成錯誤姿勢的人，其實是把自覺舒服的姿勢錯認成身體舒服的姿勢。

雖然你想要放鬆，但身體正在發出哀鳴。

並非「只要不痛就沒關係」

人體骨架歪斜就會影響生活品質。你是否有過胃痛發作時，必須將手放在胃部駝著背的經驗呢？內臟是非常脆弱的器官，所以人體會不由自主地歪曲骨盆，或扭轉脊梁骨來保護內臟。

可是，人體的肌肉與關節卻無法忍受這些突如其來的動作。不斷歪曲或扭轉的後果，就會造成肌肉腫脹、肩痠與腰痛，甚至感到「光呼吸就難受」的情況。

當然，有些人即使肩膀與腰部的骨架稍微彎曲也不會感到不適。關節就像汽車或自行車的方向盤一樣有「間隙」（不管有無移位也沒感覺的地方）。這個「間隙」因人而異，間隙比較大的人即使有些歪斜或扭曲也不會顯現症狀。

但是，年輕時不理會，隨著年齡增加，肩痠或腰痛的症狀卻可能越來越嚴重，許多讀者都親身體會過吧？

姿勢不良所引起的並非都是腰痛或肩痠，其他如足部浮腫、缺乏集中力、原因不明的不適、腹部肥胖、便祕等等的情況也不在少數。

外表產生的變化：裙子的腰頭容易轉動、只有某邊的內衣肩帶會掉下來、只有單邊的鞋底會磨損的人也必須注意。

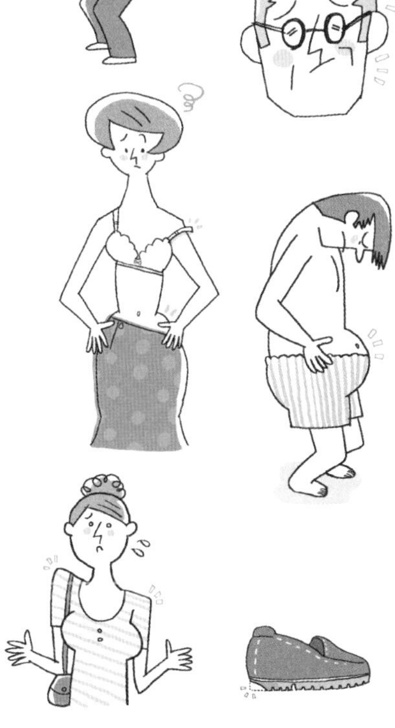

發生在身體的這些變化，
或許原因也都是姿勢不良……

如果繼續放任不理會，**就會造成小腹贅肉、雙肩高度不同、彎腰駝背、左右臉歪斜**等等。一旦如此，身體的姿態就變得一團糟。

我彙整了身體每個主要部位的姿勢不良所引發的症狀，提供給讀者參考。雖然因人而異，但如果症狀已達到●●與●●●的程度，要靠自己治療就很困難了。

造成這些症狀的原因無法一口斷定只有姿勢不良，但症狀變嚴重之前請先矯正姿勢吧！

◆腰部

● 慢性腰痛

●● 腰扭傷、坐骨神經痛

●●● 椎間盤凸出症、腰椎狹窄症

◆肩膀

‧慢性肩痠

‧伴隨疼痛的肩痠、眼睛模糊不清

‧伴隨頭痛、噁心、耳鳴、頭暈等症狀的肩痠、五十肩、胸廓出口症候群

◆股關節

‧股關節感覺不協調

‧股關節疼痛

‧退化性股關節炎

◆膝蓋

‧膝蓋感覺不協調

● ● 上下樓梯很難受、膝蓋無法完全伸直、膝蓋疼痛或水腫

● ● ● 退化性膝關節炎、無法跪坐

◆足部

● 容易浮腫、鞋子的腳後跟從外側開始磨損、左右磨損程度不同

● ● 疼痛或鬱悶、下肢發冷

● ● ● 雞眼、長繭、下肢發冷宛如把腳放入冰水中

註：以上根據筆者治療患者的經驗而來，並沒有正式的基準。

○明明感到劇痛去醫院卻被說「沒有怎樣」……

有許多人是否要到了•••或•••的階段才去醫院求診呢？

可是，醫院很容易忽略這些症狀的根本原因——肌肉累積疲勞以及關節的動作惡化——因爲X光或MRI之類的檢查，是在身體靜止狀態下進行的，所以容易忽略了活動時的關節狀態。

有位八十三歲的女性患者，某天晚上肩膀突然劇痛到睡不著。雖然到醫院接受檢查，但據說結果是「沒有異常」。醫生只開了痠痛藥膏與止痛藥。可是，她的症狀不但沒有好轉，還越來越嚴重。最後束手無策，家人帶她來我的醫院。

經過三次治療，我將她的骨盆復原到正確的位置，肩關節也開始能活動，她的表情終於恢復笑容了。要是她能多注意姿勢的重要性，就不會體驗到這麼難受的經驗了。

發生疼痛症狀後才治療往往會耗費許多時間與金錢，也會增添精神上的壓力。當然，有時候也需要從西醫的面向去診斷是否有問題。可是，不管在學校或家庭，我們都不曾學過「正確的姿勢」（一般常說的「把背挺直」並非正確的姿勢）。

所以，**我們只能靠自己的力量得到正確的姿勢**。

○重點就在坐姿！

在這裡提個問題：你一天當中有多少時間坐著度過？

使用電腦、念書、開會、談生意、用餐、飲酒會、看電視……坐辦公桌工作的人至少坐著六～七小時，當中或許也有坐著十一小時以上的人。

假設一天坐六小時的人活了七十年。

6小時×365天×70年＝153300小時。

也就是**人生中有整整十七年以上都是坐著度過**。儘管如此，卻很少人好好思考過坐姿。

站立的時候腳所負擔的體重，在坐著的時候會施加在骨盆上。

而實際上以解剖學而言，骨盆是身體的中樞。爲了讓腰輕鬆自在，必須將骨盆調整到解剖學的正確位置。

如此一來，脊梁骨（脊柱）與股關節、大腿骨等連結骨盆的骨頭與關節就會舒適，**不僅腰痛，連肩膀或頸部、背部的痠痛也會全部消除。**

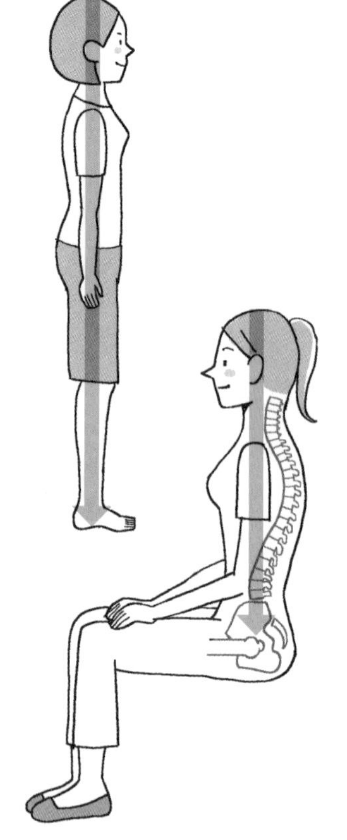

站著的時候，支撐體重的是腳，
而坐著的時候則是骨盆支撐體重。

近來人們開始認知到骨盆的重要性，用來矯正骨盆的體操或商品十分暢銷。雖然這是值得慶幸的現象，但無論怎麼做運動或訓練，卻還是坐姿不良的話，仍是徒勞無功。

究竟怎麼樣的坐姿才是「正確坐姿」呢？

請見下一章的介紹。

第2章

只要把坐骨後推3公分！

骨盆才是身體的關鍵！

本章節要傳達的主題是改變人生的正確坐姿。但是在此之前，請先來了解骨盆吧！

所謂的骨盆，就是坐骨、腸骨、恥骨、薦骨、尾骨等的總稱。

骨盆是人骨當中男女差異最大的骨頭，女性的骨盆比男性寬而短。

請參考下一頁的插圖，實際觸摸自己的骨盆，輕輕感受骨頭的位置、大小和形狀（這裡介紹的是女性的骨盆，所以男性讀者請想像成寬度稍微窄一點）。

從正面看到的骨盆四周

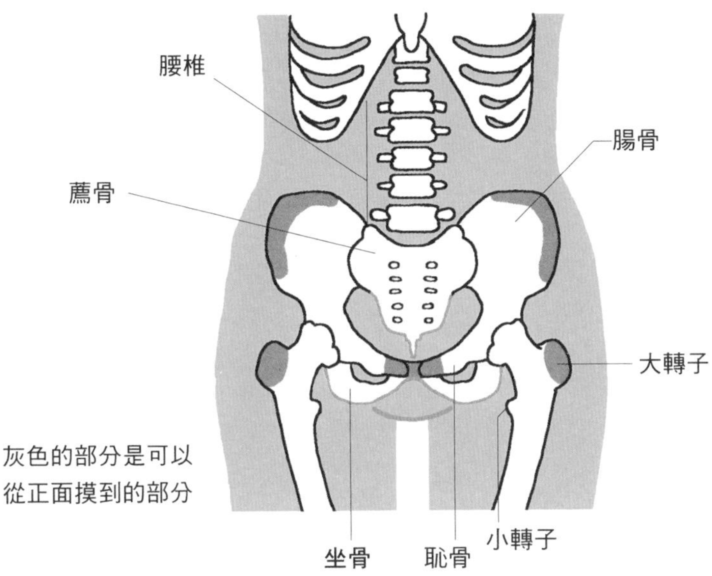

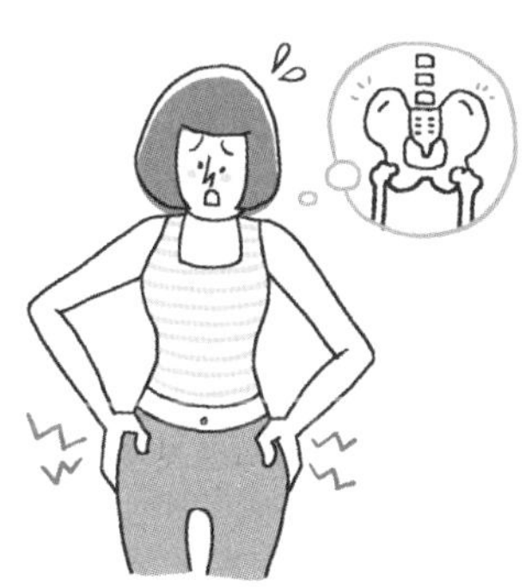

把手放在腰部，從腸骨的邊緣在腹側用拇指的第一關節用力按。拇指按不進去的人，有可能是腰肌相當僵硬。

從背面看到的骨盆四周

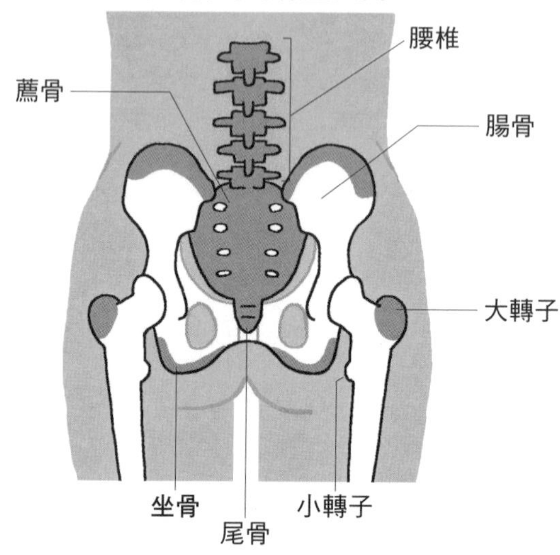

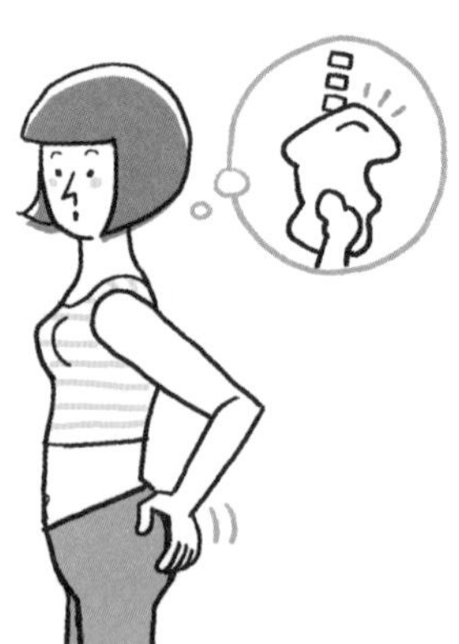

灰色的部分是可以從背面摸到的部分，請試著實際觸摸確認吧！

坐著時，支撐體重的骨頭是稱為「坐骨」的部分，這裡就是改變人生的坐姿重點！

在這裡要考考大家：左圖所示的坐骨①、②、③，以哪個部位承擔重量才是正確的坐姿呢？

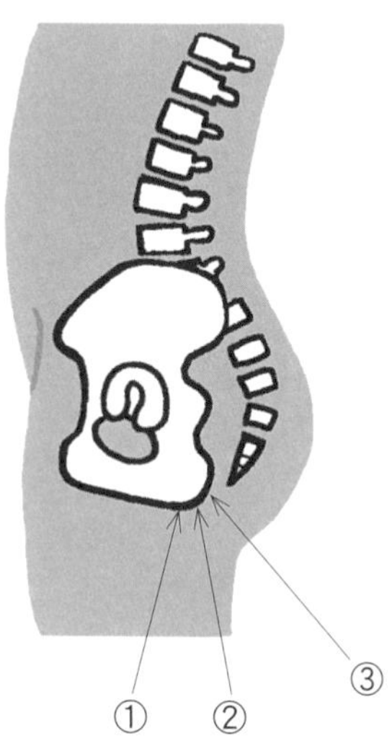

正解是①。

「要用這麼前面的部位支撐體重嗎？」

或許有人會感到很驚訝。

沒錯，**用坐骨前面的部位支撐重量，就是正確坐姿的重點。**

然而大部分的人都**用③的部位來支撐體重，所以骨盆就會往後傾斜，造成彎腰駝背。**

後面篇章會有更詳細的說明，坐著若時使骨盆歪曲，會引起肩痠、腰痛等各式各樣的症狀。

此外，似乎也有很多人誤以爲用②的部位來支撐體重是對的。但是，仰賴像②這種尖頭的部位來支撐，坐姿當然會不穩。

②的部位很容易咕嚕一下往後滾，變成用③的位置來支撐體重。

我觀察來治療中心的患者後發現，把骨盆挺立坐著的人並不多。雖然有程度上的差異，但約有九成以上的人都是在骨盆歪斜的狀態下工作或度過放鬆時間。

骨盆挺立的坐姿

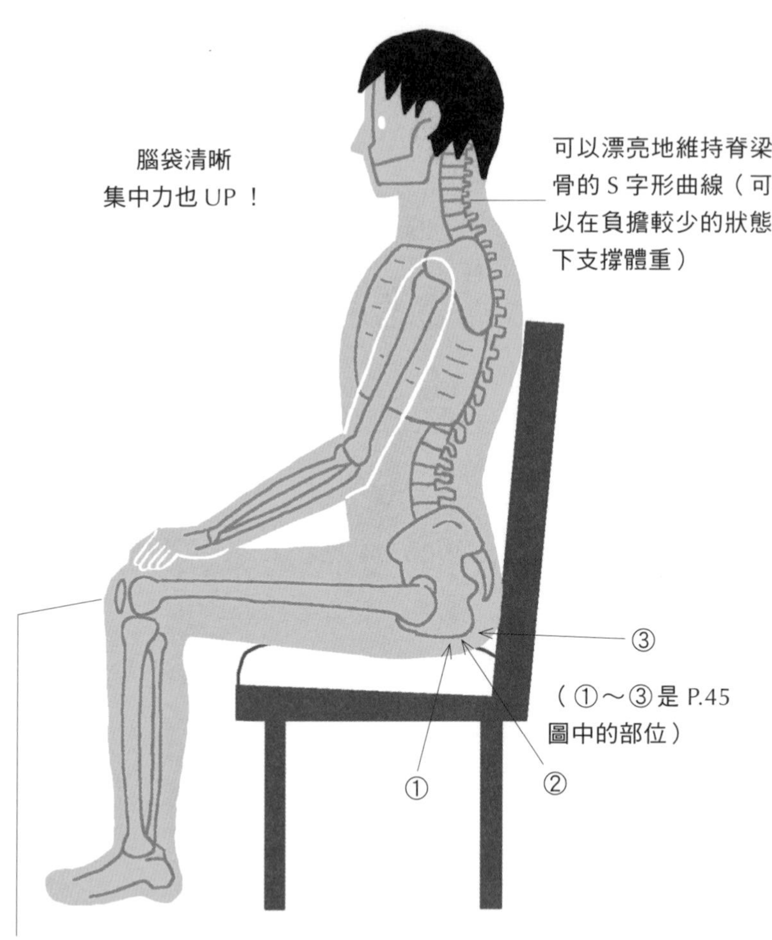

腦袋清晰
集中力也 UP ！
可以漂亮地維持脊梁骨的 S 字形曲線（可以在負擔較少的狀態下支撐體重）
③
（①～③是 P.45 圖中的部位）
①
②
膝蓋放在自然的位置（可以預防 O 型腿）

骨盆歪曲的坐姿

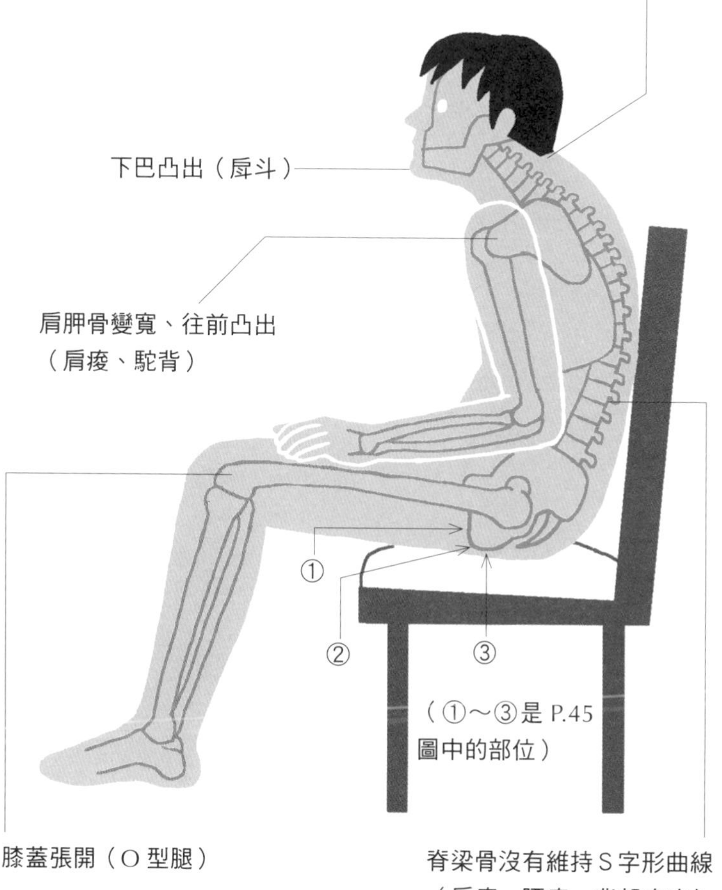
頸部堵塞（肩痠、集中力降低、
眼睛睜不開的感覺、頭痛）
下巴凸出（戽斗）
肩胛骨變寬、往前凸出
（肩痠、駝背）
①
②
③
（①～③是 P.45
圖中的部位）
膝蓋張開（O 型腿）
脊梁骨沒有維持 S 字形曲線
（肩痠、腰痛、背部痠疼）

○便祕與生理痛都是骨盆歪斜造成的!?

骨盆裡面的器官如左圖所示，包括直腸、輸尿管、膀胱、生殖器（子宮、卵巢、前列腺、精囊、輸精管）。

男性骨盆內的情況

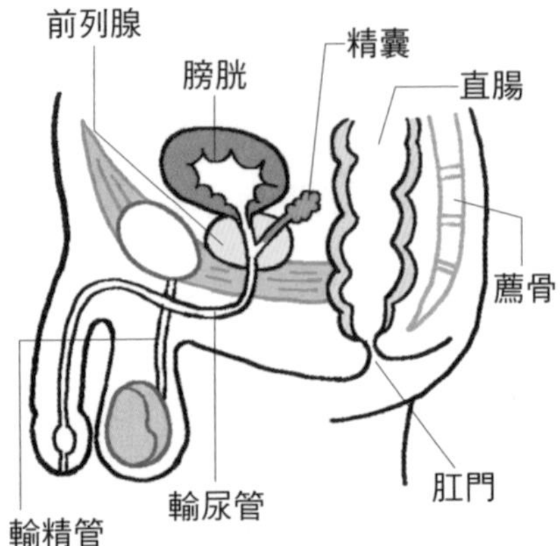

女性骨盆內的情況

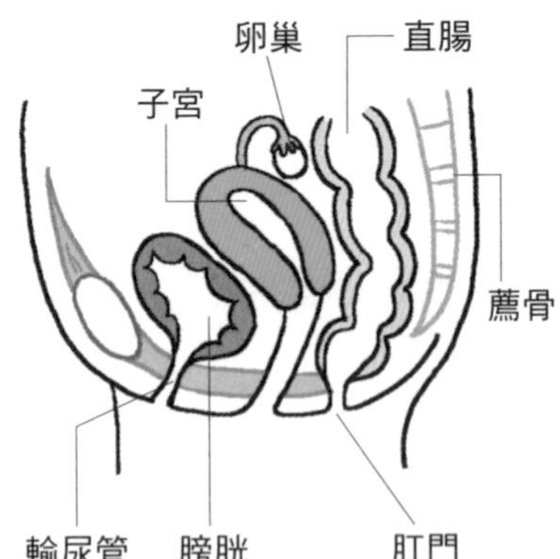

容器的形狀一旦走樣，內容物也會跟著遭殃。**如果骨盆向後傾斜，當然存在其中的臟器，就會受到擠壓。**

各位知道**自律神經**嗎？

自律神經的活動與自我意志無關，它有維持並調整淋巴、內臟以及血液等功用。自律神經由**交感神經與副交感神經**組成，這兩者在取得平衡的同時發揮作用。

人在活動或緊張時，交感神經會較活躍，而在放鬆狀態則是副交感神經發生作用。

而在薦骨的腹側，遍布著蜘蛛網狀的副交感神經。這個副交感神經會對全身發揮重要的作用，特別對直腸、膀胱、生殖器有巨大影響。骨盆往後傾斜會給薦骨帶來負擔，並阻礙其副交感神經作用，也會降低骨盆內的內臟功能，因此**只要把骨盆挺立就能恢復副交感神經本來的作用**。如此一來，便可以改善便祕、漏尿、子宮後傾、生理痛，甚至恢復性能力。

一位有肩痠困擾的三十到三十五歲女性來求診，她身材苗條，看不出姿勢不良。觸診之後我發現，表面的肌肉很柔軟，感覺不到嚴重性。

然而，我卻發現連結她腸骨與薦骨的關節（即薦腸關節，P.150有詳細說明）無法活動，阻礙了副交感神經的作用。

於是我問她「妳會便祕嗎？」結果發現她有大腸激躁症，常反覆便祕與腹瀉，生理痛也很嚴重。

我接著問她平常的坐姿如何，她說總是坐在家裡的電暖桌，伸直了腿交叉腳踝，或是側坐。大概就是這個原因，才讓她骨盆歪曲，使本來的關節不能活動。

治療後我告訴她正確姿勢的重要性，並指導了她的坐姿。治療一星期後，她很開心反覆便祕與腹瀉的情況得到了顯著的改善。

此外，骨盆也常與男性的性能力有關。

有位五十五歲左右的男性因為腰扭傷來求診，經過三次治療，完全治療的時候，他對我毫不隱瞞地說：

「其實我老婆非常開心喔！」

我以爲一定是指腰部復原，結果我錯了。

「這一陣子我覺得沒什麼活力，夫妻感情因此疏遠，治好腰扭傷以後整個人就感到活力十足了。這與腰扭傷也有關係嗎？」

當然有了。因爲治好腰扭傷，骨盆重回正確的位置，副交感神經也恢復正常運作，**就會對生殖器產生好的影響**。

註：不過便祕、生理痛、漏尿、精力減退等問題有各式各樣的原因，所以並非只要矯正骨盆的位置就會全都改善。

骨盆傾斜也會造成肌力下降

為了維持正確的姿勢及正常活動身體，肌肉的功能很重要。

雖然簡單統稱為肌肉，卻根據部位、肌肉的長度及大小功能各有不同。

附著在外側、大且長的肌肉會在做大動作時發揮作用，而位在身體深處的短小肌肉，則是用來協助大肌肉做微妙的動作。

骨盆周圍也附著了各式各樣、大大小小的肌肉。

骨盆的後側，也就是所謂的「屁股」，稱之為**臀大肌**；其深處則有稍微小一點的**臀中肌**、**臀小肌**。此外，還有稱為**梨狀肌**的肌肉。

另一方面，在骨盆的前側有**腰大肌**與**髂肌**。

從背面看到的骨盆周圍

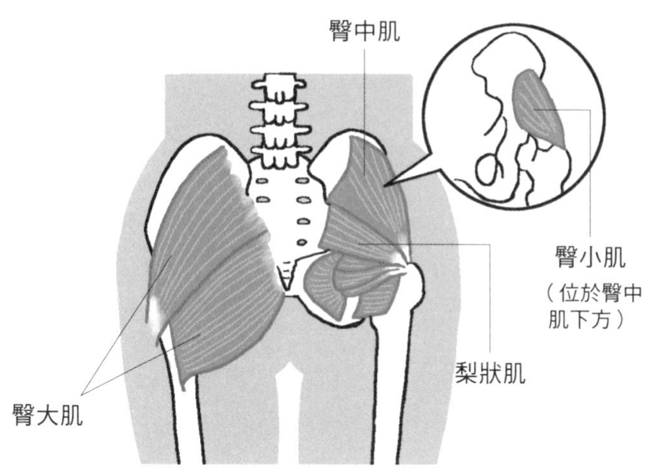

男性骨盆內的情況

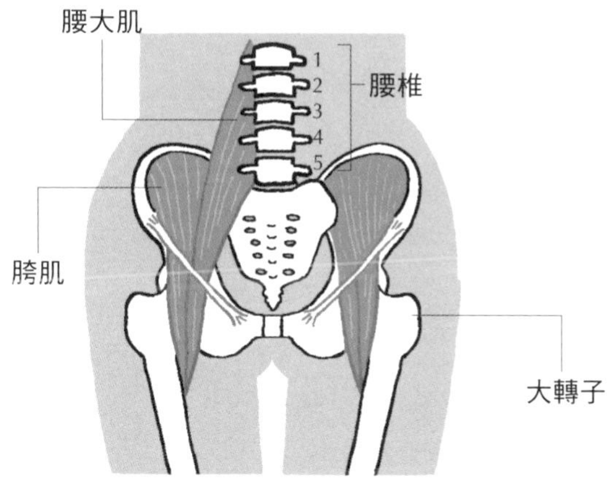

只要骨盆向後歪斜，臀大肌、臀中肌、臀小肌、梨狀肌等附著在骨盆後側的肌肉就會被強迫伸展，而骨盆前側的腰大肌、胯肌則會收縮鬆弛。

骨盆後側肌肉被強力的拉扯，就像極度伸展而彈性疲乏的橡皮。前側肌肉則幾乎沒使用到，極度鬆散。

這種姿勢不佳的情況，使得肌力下降，而造成身體狀態越來越差，這是惡性循環。

「我最近體力不太好啊！」如此哀嘆的人，或許原因出自骨盆，而非運動不足。

另一方面，有些人則常常運動鍛鍊，讓身體維持在最佳狀態。

人體在某個肌肉無法順利運作時，其他的肌肉就會來支援，用同心協力的力量讓一個動作得以完成，就如棒球或足球之類的團隊合作一樣。因此即使無法使用一部分的肌肉，也不會馬上對日常生活造成影響，有時甚至還可以做簡單的運動。

可是，如果使用肌肉的方式不正確，就無法發揮百分百的力量。許多有運動習慣的人來我的治療中心求助，很多人只要矯正平常的姿勢，停滯不前的運動紀錄就進步了。

只要骨盆恢復到正確的位置，肌肉也會調整到本來的位置，那麼肌肉就能正常地進行收縮活動，做任何動作都可以呈現出正確的姿勢。

○骨盆位置正確，精神也會穩定

薦骨的腹側遍布著蜘蛛網狀的副交感神經，所以骨盆位置若不正確，副交感神經就會過度緊張。

因爲我曾治療過五萬名以上的患者，所以**現在光是看姿勢就能分析人的精神狀態**。

經常彎腰駝背的人缺乏專注力。因此他們的判斷力遲鈍，無法果斷，記憶力下降，總是發呆。

骨盆只要往後傾斜，人體的重量就會施加在薦腸關節與腰薦關節（第五腰椎與薦骨的連結處）。第五腰椎是上半身與下半身平衡的重要骨頭。這裡一旦不能活動，就無法長時間坐在椅子上。嚴重時，甚至會無法翻身。

此外，因爲駝背下巴凸出而總是焦躁不安，一點小事也會發火。這是因**為從脖子根部流往頭部的椎骨動脈血管被擠壓，造成流往腦部的血流不順。**

一旦骨盆向後傾斜，所有的行動與思考就會感到慵懶或焦躁不安，宛如被人操控著，在無意識中浪費身體能量。

如果能更積極地使用這股力量呢？

當專注力提高了，工作或學習也都能比以前更輕鬆地完成；即使遇到困難的時候，也能更冷靜做出正確的判斷；因爲平時能夠開朗待人，人際關係也會變得更好……家人或部下與上司應該都會對這樣的變化感到驚訝與開心吧！

以上所述並不誇張，我確實看過許多這種人。因爲一直以爲彎腰駝背是很正常的人，並沒察覺自己總是發呆或焦躁不安。

治好骨盆傾斜的時候，他們才察覺過去自己吃了多少苦，平白為焦躁不安所困擾。然後在這個瞬間，所有人都能微笑著說：「是啊，原來如此啊！」就連體格好的猛男，此時表情的笑容也是特別溫柔，讓我也不禁被療癒了。

○正確的坐姿非常簡單！

你了解骨盆多麼重要了嗎？

讓你久等了，這裡我終於要告訴你轉變人生的坐姿。這個坐姿的厲害之處，就是可以把骨盆安置在正確的位置。做法非常簡單：

只要把接觸椅面大幅轉動的骨頭，也就是坐骨，比平常往後推3公分再坐下就可以了。這時就像我在P.46頁提過的，會變成利用坐骨前面的部位坐著。

直接做做看吧！

但是，因爲非常重要，請認眞仔細地感受其中的差異！

1

用手撐在椅子的前緣並把體重放在腳上，將坐骨稍微抬起，往後推3公分

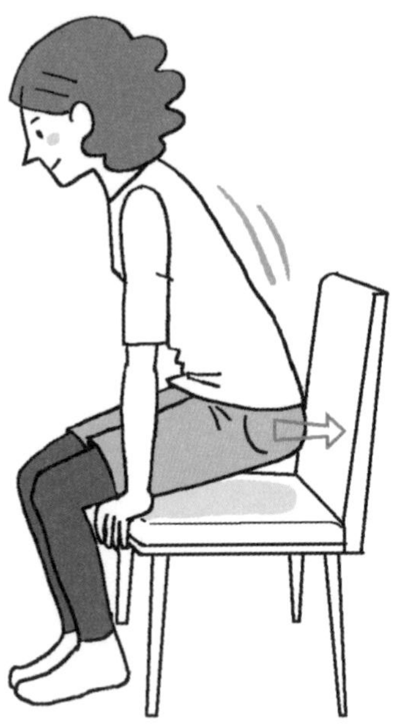

2

維持腰的角度並直立上半身

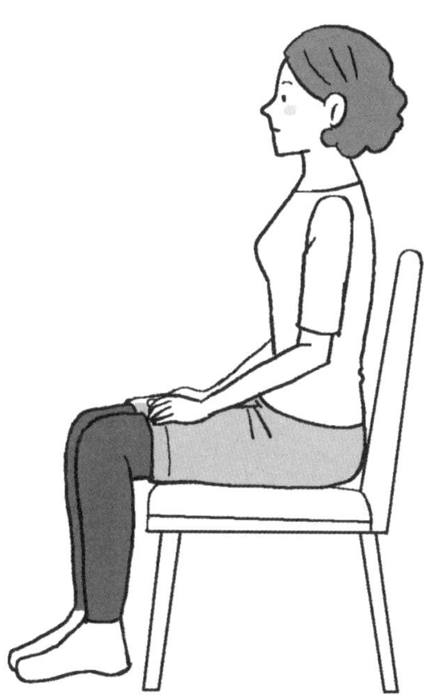

※ 請參考作者拍攝的示範影片

因為動作很簡單，不禁會令人覺得「很容易辦到」，但如果姿勢不正確就沒有意義了。請試著檢查下列重點吧！

□檢查1　你是否腰椎前凸？

實行「坐推3公分」最常見的錯誤是腰椎前凸。只要我一說「請試著把坐骨往後推3公分」，嘴上說著「是這樣嗎？」姿勢卻徹底變成「腰椎前凸」的人並不算少數。

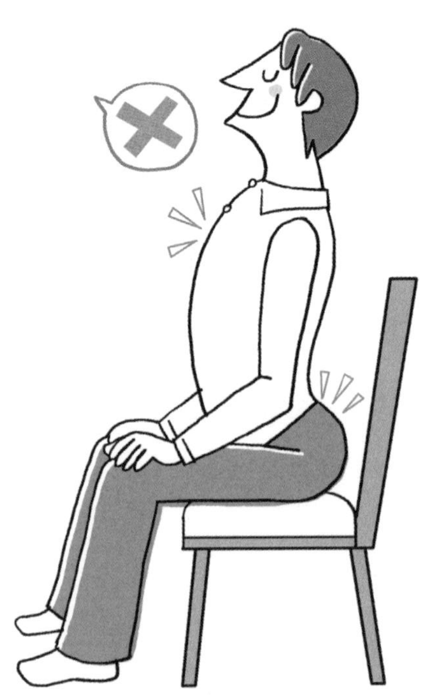

「坐推 3 公分」的典型錯誤

「坐推3公分」雖然是「把屁股往後推3公分」，但並不是挺起胸膛將屁股往後凸出。如果明明想做出「坐推3公分」的姿勢，卻把重心放在肛門附近，這肯定就是腰椎前凸了。

爲什麼不能讓腰椎前凸呢？

其實我們的頭非常重，重量與保齡球差不多，會給脖子、肩膀、背部、腰部的痠痛帶來很大影響。

脊梁骨其實並非一直線，而是生理性彎曲的和緩S形曲線。有了這個曲線，頭部的重量就會被分散到各個關節，進而減少脖子、肩膀、背部、腰部的負擔。

然而，腰椎前凸或背部拱起的姿勢會使S形走樣，在曲線緊細的部位造成較大的負擔，因而發生痠痛。

腰椎前凸的坐姿非常不自然，所以只要坐五分鐘就會很痛苦。如果你實行「坐推3公分」會覺得不舒服，或許是腰椎前凸的症狀。

□檢查 2　頭的位置正確嗎？

明明實行了「坐推3公分」，隨著時間經過，頭的位置卻越來越往後傾……這是腰椎前凸的人所常見的現象。因爲長年來一直將重心擺放在不正確的位置，頭部自然而然就會往後傾。

如果因爲「坐推3公分」而覺得脖子或肩膀附近很難受，**請試著用「坐推3公分」的姿勢把脖子往下傾斜，並前後挪動頭的位置吧！**

頭部覺得變輕鬆的姿勢
重心在背面，頸部前面會緊繃
重心在正面，頸部會被強力伸展而覺得頭很重

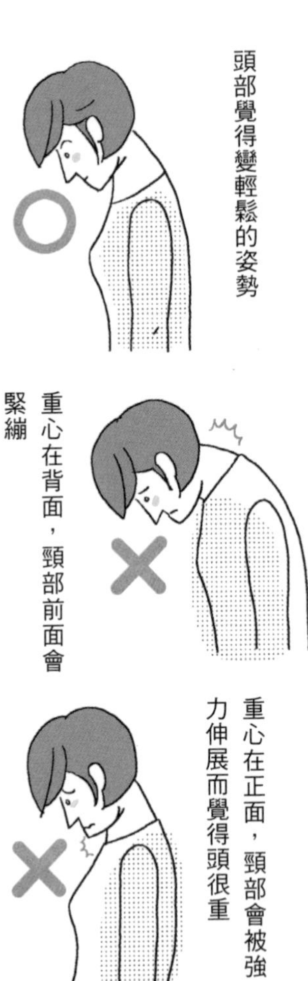

感覺「頭立刻變輕鬆」，並適度伸展脖子的背面，這就是正確的頭部位置。請試著在這個位置抬起頭。

「咦？身體要這麼往前彎？」

或許有人會這麼覺得，但請試著在窗戶或鏡子前觀察自己的模樣。正確坐直的時候，身體絕對不會向前彎曲。

常常彎腰駝背坐著的人，認爲重心放後面才是正常的，而誤以爲直立漂亮的姿勢是「身體往前彎」。

頭部過度往後傾斜時，即使彎下脖子，下巴也會卡住，脖子的背面幾乎無法伸展；相反的，身體向前傾斜時，會感覺到頭部的重量很沉重，脖子的背面被迫強力伸展。

請養成「坐推3公分」的習慣，恢復正確的平衡感。

□檢查3　大腿的背面被伸展了嗎？

實行「坐骨3公分」的姿勢時，會感覺到大腿的背面伸展得很舒服。

大腿的背面如左方插圖所示，附著大肌肉。

從背面看的圖

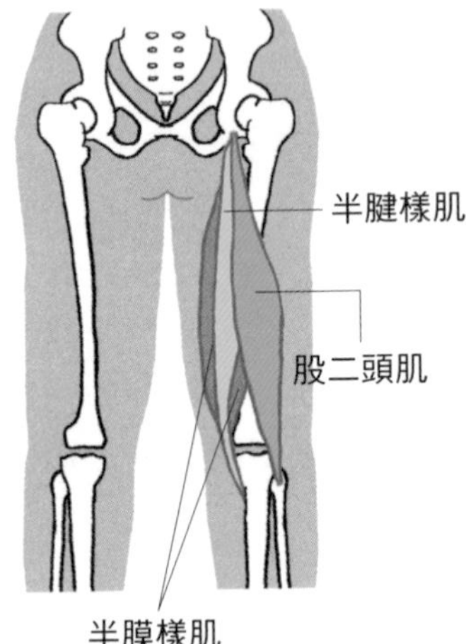

從側面看的圖

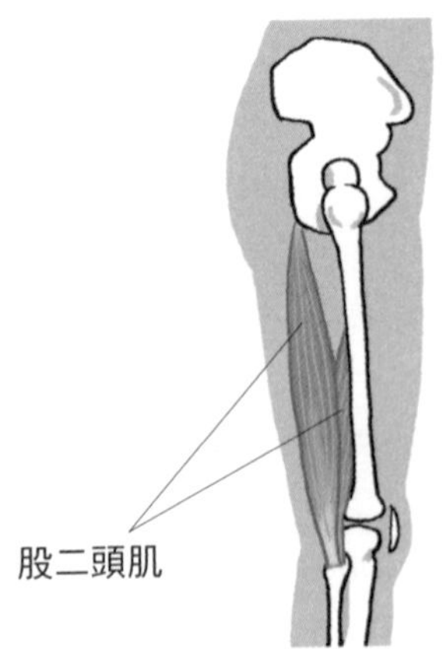

如果把重心放在P.45圖示的位置②或③上，大腿背面的肌肉就會呈現更緊縮的狀態。

只要實行「坐推3公分」，把重心放在位置①上，大腿背面的肌肉就會被伸展而恢復成正常，而不再呈現緊繃狀態。

大腿背面只要一伸展，屁股就會用力收緊，可以預防屁股下垂。**甚至只要坐著就可以達到提臀效果呢！**

只要習慣「坐推3公分」的姿勢，就會逐漸難以感覺到肌肉緊繃，這就是肌肉恢復原來狀態的證據。

請大家繼續努力吧！

□檢查4　腰的肌肉鬆軟嗎？

用「坐推3公分」的坐姿將身體放鬆，腰的肌肉會變得鬆軟柔和。反過來說，可以透過尋找「腰部肌肉鬆軟的地方」，確認正確的上半身位置。

請用力將大拇指深深按壓左方插圖的位置，並維持這個姿勢稍微前後移動上半身。**當手指壓觸到鬆軟肌肉的地方，就是你的上半身能變輕鬆的最佳位置。**

在腰的附近使勁用大拇指按壓。

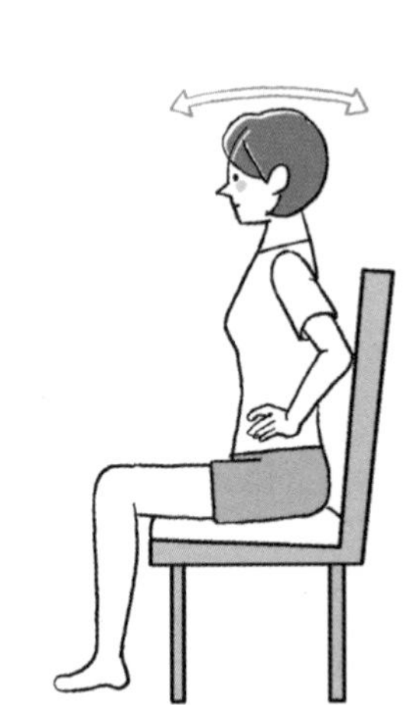

讓上半身前後移動，
找出肌肉最柔軟的位置。

○ 使用椅背也沒關係

「坐推3公分」是對身體最舒適的坐姿，所以沒有椅背也能輕鬆坐著；但是，想使用椅背也沒關係。

只不過，要一邊用椅背、一邊維持「坐推3公分」，坐著時必須將尾骨頂住椅子的角落。

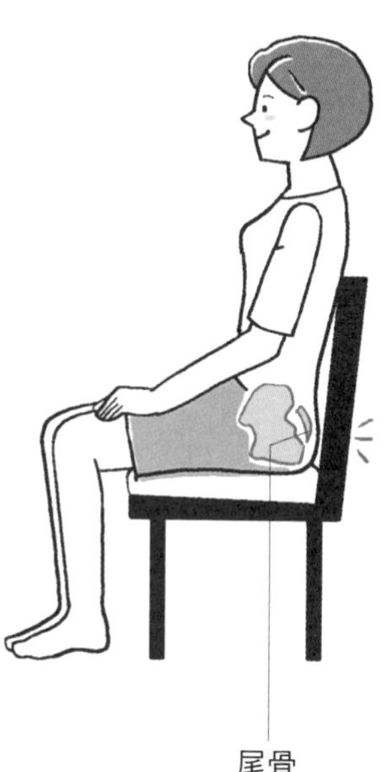

因此，**最適合的座椅是椅面堅硬，且椅面與椅背幾乎呈直角。**

「不是說重心放在前面很重要，這樣的姿勢沒關係嗎？」或許也有人會這麼想。

可是若將身體的尾骨牢牢固定在椅子角落的椅背，即使重心稍微往後偏而彎腰駝背，也不會變成腰椎前凸。因此就能一直以P.45①的部位維持正確的姿態。

不過，有些椅面柔軟或椅面太深的椅子坐著的時候無法將尾骨頂住角落，如沙發或籐椅。坐在這些椅子上時，最好不要靠著椅背。

如果想靠著椅背，請在椅子與背部之間放個靠墊之類的東西，調整成用坐骨的前面來支撐身體。

三個月就擁有玫瑰色的未來！

「坐推3公分」這樣的姿勢看起來很簡單，但骨盆嚴重傾斜或歪曲的人，一開始會覺得很痛苦。

薦腸關節僵硬的人，或許會感到宛如薦骨兩側被勒緊的痛；腰椎僵硬的人，則或許會覺得腰椎的部位被勒緊；彎腰駝背的人，可能會覺得肩胛骨無法配合肋骨正常的活動，造成肩膀周圍不適或肩痠變嚴重。

在我的治療中心，骨骼調整到正確位置後會進行姿勢指導，所以大部分的人都能順利實踐「坐推3公分」。可是沒經過治療就從姿勢開始矯正的話，一開始的不協調感會很強烈，有時也會伴隨疼痛。

請放心！症狀輕微的人約需一個月；中等程度約需兩個月；嚴重的人也只要三個月左右就可以對正確的姿勢感到暢快自在。

實踐「坐推3公分」感到痛苦的人，表示以前給身體太多的負擔。別想著「好痛苦！想放棄～」，繼續努力將身體調整到正確的姿勢吧！五年、十年、二十年的壞習慣要改變並不簡單，但是**只要花三個月時間就能看見玫瑰色的未來了！**

但若持續錯誤的姿勢則會造成反效果，因此請時常做前面所述的1～4檢查。

第3章

「坐推3公分」治療肩瘦！

○ 肩痠的根本原因在骨盆

在我的治療中心，與腰痛並列第一的病徵是肩痠。從商務人士到家庭主婦、年長者，甚至連小學生也有爲肩痠苦惱的人。

一般認爲原因是現代人的生活方式改變，活動身體的機會減少了，以及長時間以相同姿勢使用電腦、坐著辦公、玩遊戲、開車等等。

當肩痠的時候，你的手會很自然地放在哪裡呢？

很多人都會像左圖這樣做對吧？

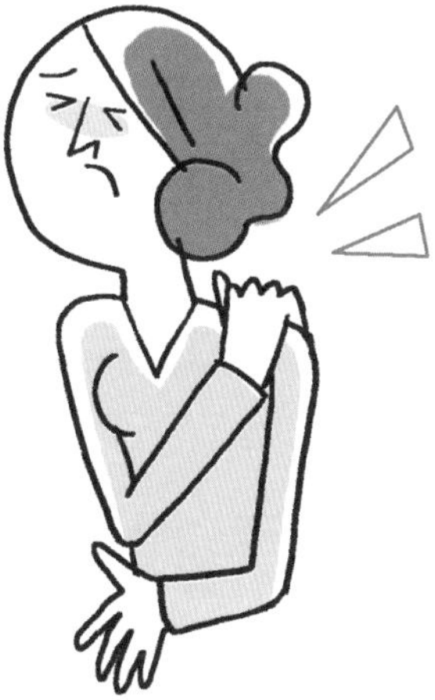

確實用手按摩肩膀或脖子，就會覺得較舒服。但是，捏按肩膀或脖子只有瞬間覺得變輕鬆而已，這種效果難以持續不是嗎？所以，**肩痠的根本原因是出在骨盆**。

其實**只要實踐「坐推3公分」，肩痠就能獲得相當大的改善**。

大部分有肩痠煩惱的人，都有彎腰駝背的習慣。背部、腰部以及頸部周圍的肌肉被強力拉扯而致筋疲力盡。但只要透過「坐推3公分」將骨盆調整

肩痠的時候，不自覺
就把手伸到肩膀上……

到正確的位置——

舒展脊梁骨（背部的肌肉就不會有過度的負擔）

←

肩膀的位置向後（肩膀的肌肉就不會有過度的負擔）

←

縮下巴（脖子的肌肉就不會有過度的負擔）

←

可以輕鬆地支撐頭部（減少頸部、肩膀、背部、腰的肌肉負擔）

做好上述的動作即可有良好的循環，也就能消除肩痠。

在我的治療中心，對於受肩痠之苦來到醫院的人，也會在治療當中指導他們正確的坐姿，通常他們的肩膀或背部不適也能迅速獲得改善。

實際上長時間一直坐著，不光是腰，肩膀周圍也會不舒服吧？

雖然長時間採取相同姿勢會使肌肉容易累積疲勞，但在疲勞累積之前的坐姿就大有問題了！

有些「背痠、肩痠」其實是骨盆傾斜所引起的，爲了根本解決肩痠，請認眞實行「坐推3公分」！

◯肩痠的直接原因在肩胛骨

可是，只以「坐推3公分」要治好頑固的肩痠會很花時間。為了早點從肩痠痛苦中解放，也必須探究肩痠的直接原因。

我們要特別關注的地方是肩胛骨。肩痠的直接原因就是肩胛骨的活動惡化，重點有三個：

①肩胛骨位於胸廓背面

②肩胛骨與鎖骨相連

③手臂的骨骼連結在肩胛骨上

以下是詳細的說明。

①肩胛骨位於胸廓背面

所謂的胸廓是肋骨、肋軟骨、胸椎（附帶肋骨的脊梁骨）、胸骨的總稱。

從正面看到的胸廓

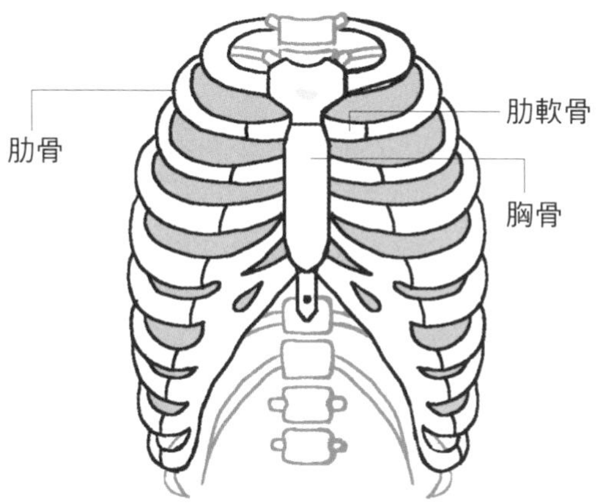

從背面看到的胸廓

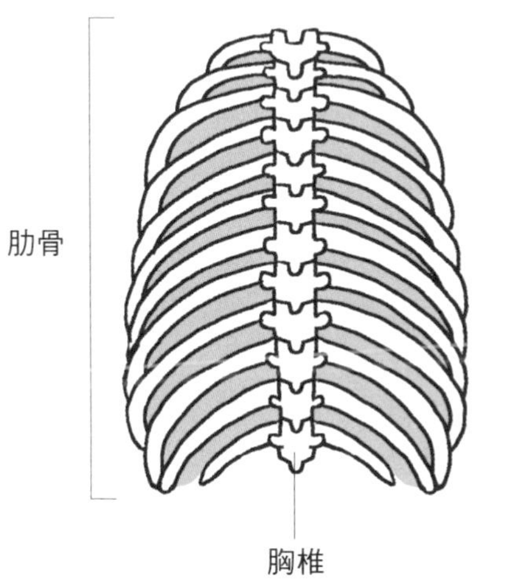

肋骨就是所謂的「排骨」。左右各有十二根，從脊梁骨（胸椎）延伸到胸骨，其中包括軟骨（肋軟骨）。軟骨就是指柔軟的骨頭。只要聯想到吃炸雞時吃到的軟骨就不難理解了。

肋骨、肋軟骨、胸椎、胸骨都可以自己用手摸到。只不過，身體上附著肉，或許很難感覺到軟骨。此外，肋骨與肋軟骨的差別，光憑觸摸幾乎無法分辨。

那麼，請將手放在胸部的下方，試著深呼吸，感受胸廓的位置。

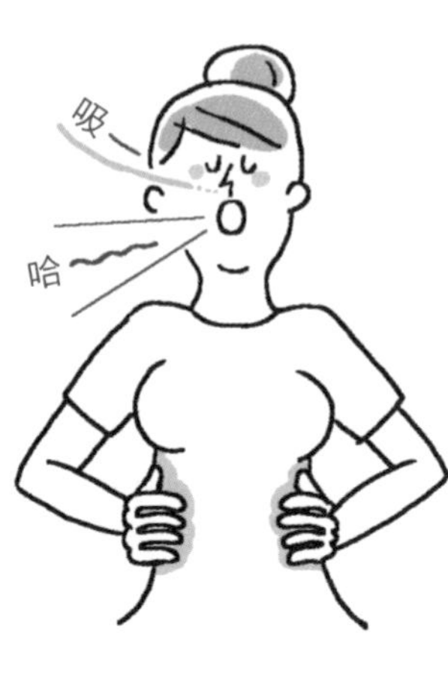

只要一吸氣，肋骨就會往前、往外擴張；一吐氣肋骨就會關閉。就像百葉窗的葉片開關的感覺。

你感覺到了嗎？

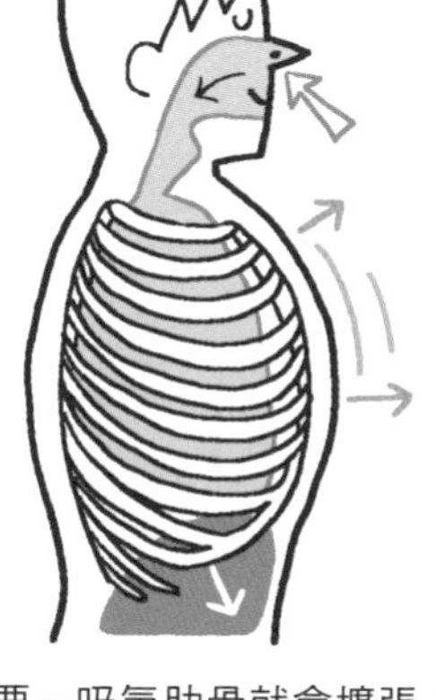
只要一吸氣肋骨就會擴張，
橫膈膜下降。

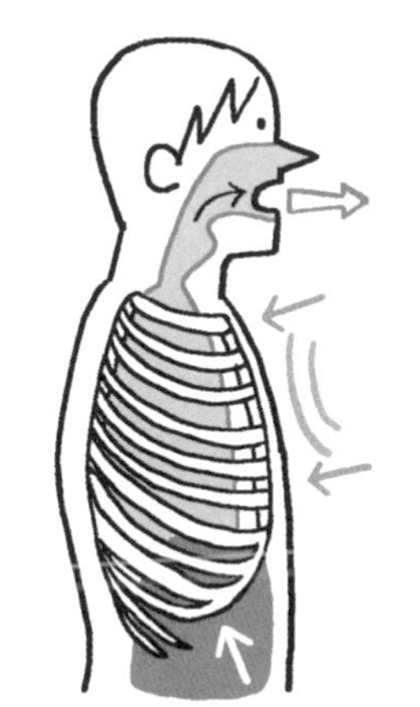
只要一吐氣肋骨就會關閉，
橫膈膜上升。

其實，呼吸並非肺部自己隨意運作，必須配合肋骨的活動才能達成。肋骨擴大就會擴張肺部而能吸氣；關閉肋骨則會收縮肺部得以吐氣。

胸骨是由骨頭和軟骨所組成，而軟骨是爲了深呼吸等大幅活動肋骨的時候，能夠發揮緩衝作用的組織。

肩胛骨就位於胸廓的背面，在第二根至第七根肋骨之間，爲三角形的扁平骨。

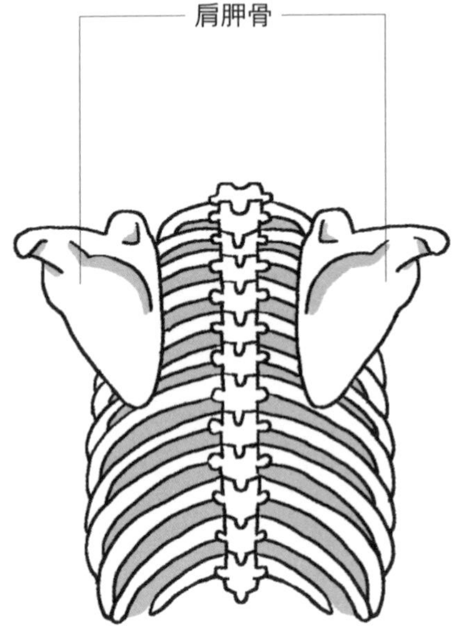

骨盆與脊梁骨在正確位置時，胸廓與肩胛骨之間有一定的間隙。

然而，駝背時骨盆往後傾斜，胸廓就會變成歪斜的狀態。於是，肩胛骨也會往前、往外滑動。

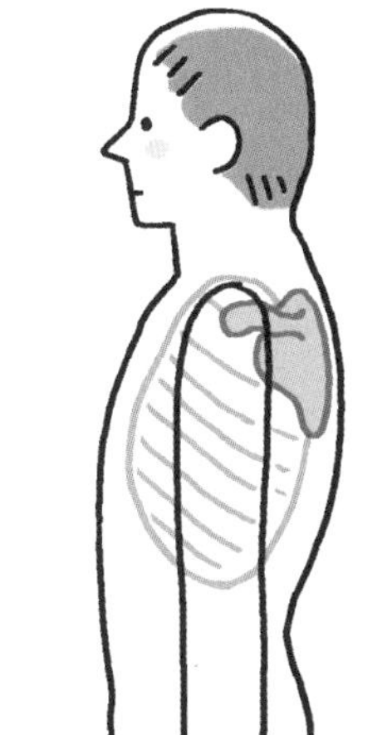

胸廓位置正確，肩胛骨
也會維持在正確的位置。

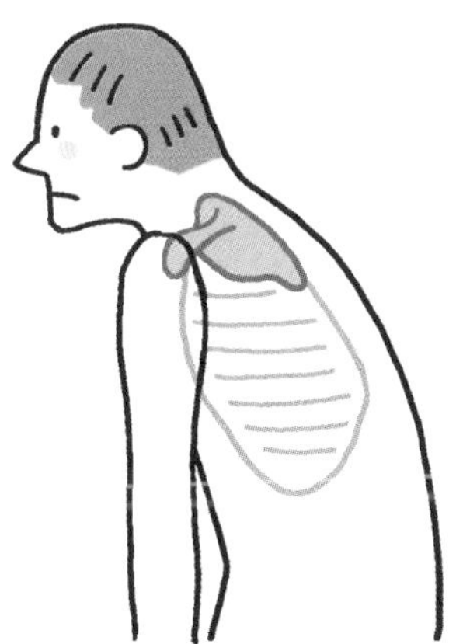

胸廓一歪斜，肩胛骨
便會往前、往外滑動。

一旦產生滑動，肩胛骨與胸廓之間的間隙就消失了。因此本來可以在胸廓自由活動的肩胛骨，就會受到限制，變成彎腰駝背的姿態。然後，附著在周圍的肌肉就處於經常被拉扯的狀態，造成肩痠或頸痠。

②肩胛骨與鎖骨相連

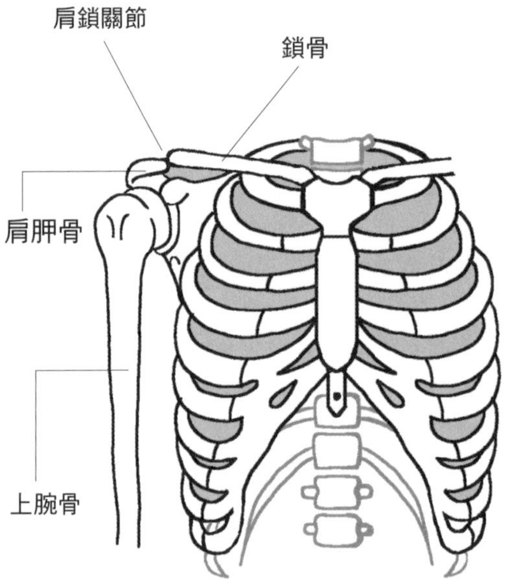

肩胛骨與鎖骨之間的關節稱爲肩鎖關節。

③手臂的骨骼連結在肩胛骨上

肩胛骨上有個上腕骨的套入臼窩，意思也就是手臂的骨骼連結在肩胛骨上。但是，大部分的人都以爲「手臂是從肩膀延伸」的吧！

我們試著稍微做個實驗。

1 **請試著彎背，並在此狀態下，從旁舉起手臂。**

2 **把背部挺直，並在此狀態下試著從旁舉起手臂。**

感覺如何呢？

在1的彎背姿態時無法把手臂舉到頭上；在2的挺直背部後，把手臂舉到頭上就沒問題了，對吧？

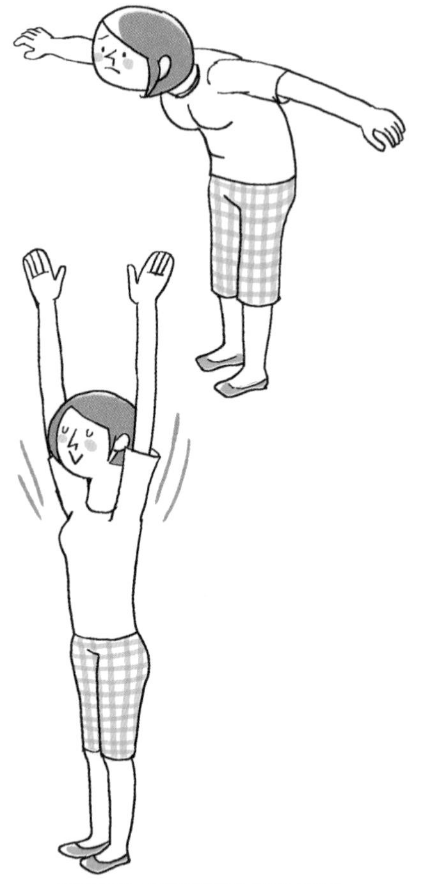

背部是否挺直對手臂的活動有相當大的差異！

彎背時無法舉起的手臂，只要一挺直背部就能舉起的祕密，就在於肩胛骨的位置不同。

就像P.84說明過的，只要彎腰或駝背，肩胛骨就會往斜外方向移位。這時連手臂的活動也會變差。

只要肩痠一惡化，手臂就舉不起來，甚而引起手麻或五十肩等問題，原因即在於此。

○ 失眠、頭痛、手腳麻都是肩胛骨移位造成的？

肩胛骨附著了多達十六個大小不一肌肉。

如從肩胛骨到後腦勺、脊梁骨，附著了僧帽肌這塊大肌肉。活動頭部、頸部、肩胛骨周圍時，這塊肌肉就會發揮作用。僧帽肌下還附著了大、小菱形肌。此外，從肩胛骨到手肘的內側，附著了肱二頭肌，也就是所謂的二頭肌。

如上所述，肩胛骨附著的肌肉延伸到了頭部、頸部、背部、手臂、胸部周圍等等上半身的所有部位。

因此，若是肩胛骨移位，這些肌肉便全部處於被拉扯的狀態，無法發揮正常的作用。

只要肩胛骨被調整到正確的位置，從肩胛骨延伸出去的所有肌肉就會放鬆，恢復正常的運作。

然而肩胛骨與胸廓之間若是變狹窄，肩胛骨就無法回到正常的位置，因此周圍的肌肉仍會被拉扯。因爲持續處於緊張的狀態，即使睡眠也無法放鬆，而造成難以入睡或是淺眠的睡眠障礙。

此外，**不管怎麼睡都無法消除疲勞，或者睡醒仍感覺不舒服，這或許也都是肩胛骨移位造成的。**

頭腦思緒不清楚或是頭痛，是因爲肩胛骨到脊梁骨（頸椎）的肌肉仍然凝集痠痛，造成流往腦部的血流惡化。

除此之外，**耳鳴、手麻、胸廓出口症候群**（因爲鎖骨周邊的神經或血管受到壓迫，而造成手指或手臂等部位的麻痺）、**臼齒痛、耳閉症、站起暈眩、**

頭暈、手肘內側邊緣疼痛、眼睛睜不開的感覺（乾眼）、感冒後咳嗽很難好等等，也都可能是因爲肩胛骨周圍的僵硬與伴隨而來的肩痠所引起，不可忽視。

○ 自己能做的肩胛骨檢查

你了解肩胛骨的位置有多重要了嗎？那麼就來檢查你的肩胛骨是否能自由活動吧！

仰躺時請把手舉成高呼「萬歲」的姿態，手掌如果可以完全碰到地板就及

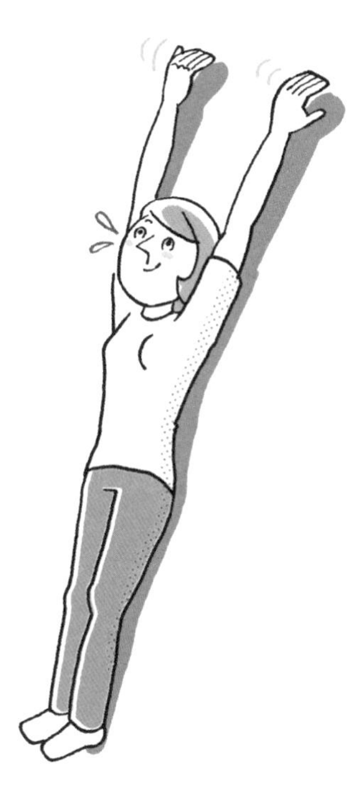

可以利用手掌能碰到地板的位置，來判斷肩胛骨活動的情況。

格了。

也有坐著可以完成的檢查方法。

請將手臂繞到背後，在背後合掌。

如果肩胛骨四周肌肉柔軟，便可以把手舉到脖子的根部附近。

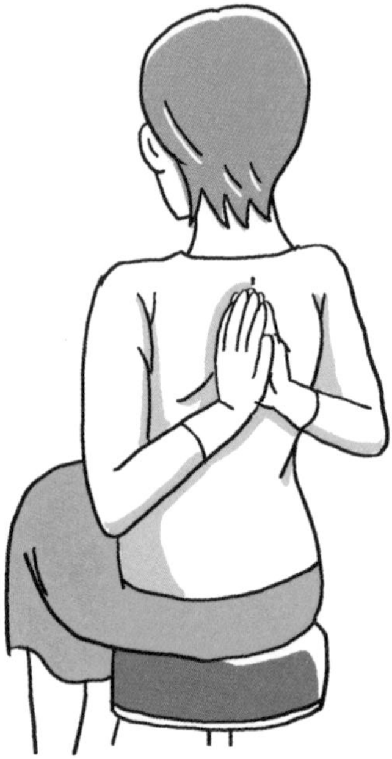

可以利用手能舉到的位置，
來判斷肩胛骨活動的情況。

讀者中或許也有人連合掌都辦不到……這樣的人請嘗試接下來教的伸展操吧！

可以簡單辦到的肩胛骨運動

首先介紹兩個最簡單的方法。

以「坐推3公分」姿勢坐著，接著嘗試把肩胛骨內縮3公分。通常「挺起胸膛」時背部就會跟著內縮，重點就是「讓肩胛骨往脊梁骨靠近」。

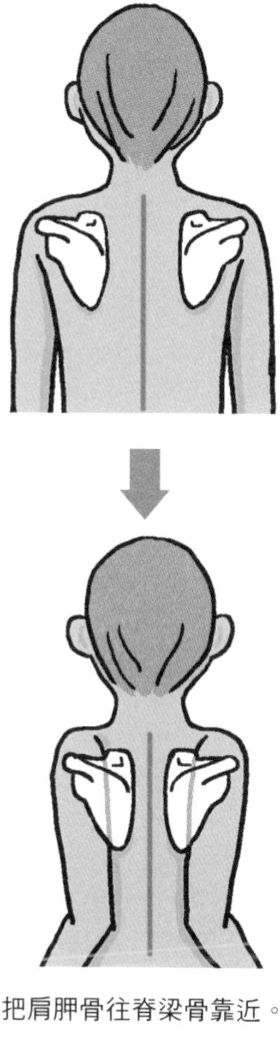

把肩胛骨往脊梁骨靠近。

接著請上下移動肩胛骨。

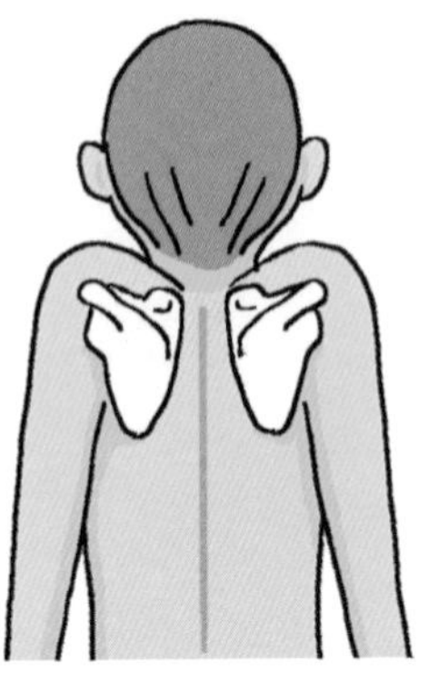

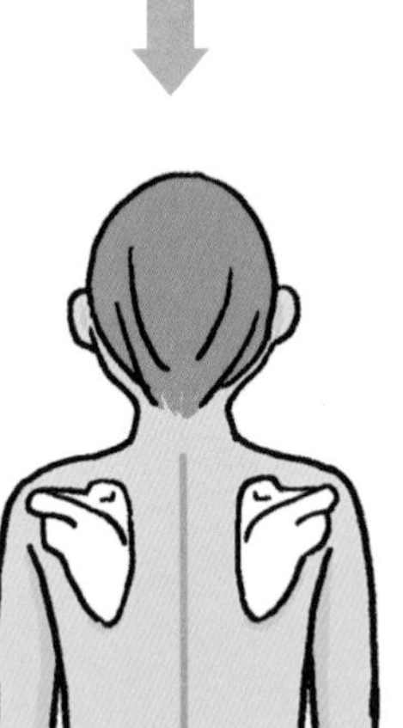

上下移動肩胛骨。

做這些動作，原本在胸廓上不靈活的肩胛骨就能放鬆，四周僵硬的肌肉也能自由活動，進而改善血液循環，氧氣與營養就能送到肌肉，累積在體內的廢物也會被排泄出來，使肩膀變得輕鬆。

請在工作餘暇的時間就做做這套伸展操吧！

○消除肩瘦的伸展操

若想使肩胛骨周圍肌肉更放鬆，我推薦以下的伸展操。這套伸展操會直接推動胸廓與肩胛骨之間的活動。

1　以「坐推3公分」的基本姿勢，淺坐在椅子上。

男性把膝蓋張開與肩同寬；女性則張開約一個拳頭的程度。

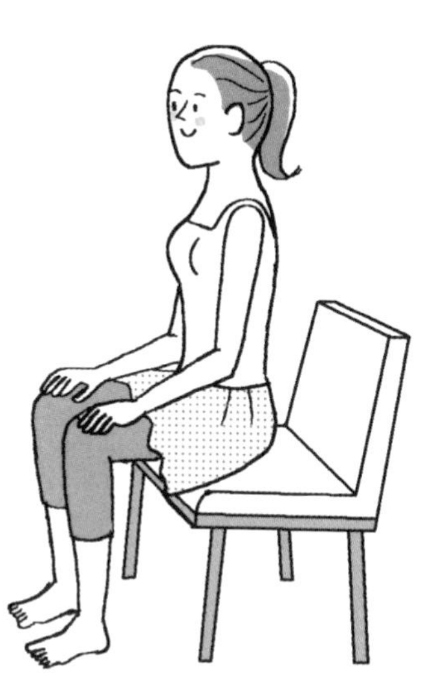

2

身體面向正面，手往後抓住椅背，手肘彎曲呈直角。

請在此狀態下把肩胛骨往脊梁骨靠近，並深呼吸三次。

這個動作可有效地讓外移、前移的肩胛骨回到原來的位置。

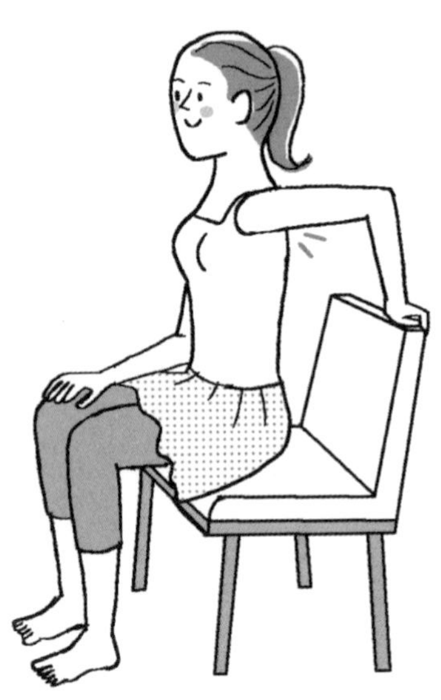

3

做起來很從容輕鬆的人，可以試著轉動手肘。因為第二肋骨相鄰肩胛骨的上緣，所以特別容易不靈活。這個動作可以改善此部位。

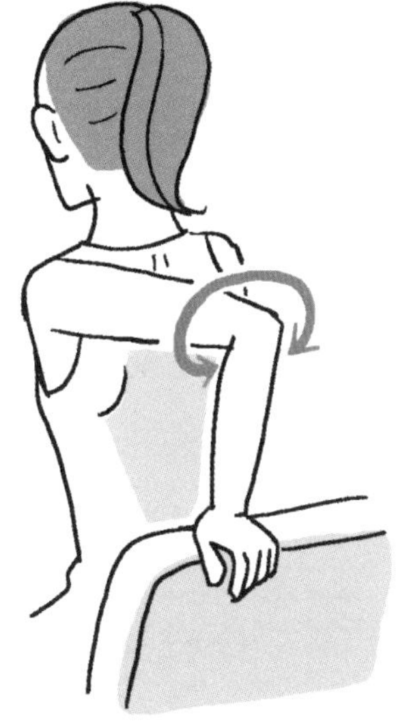

兩邊請輪流，請盡量試著做做看。

只要能消除上半身的僵硬，就能減輕不適症狀，更輕鬆地達到「坐推3公分」。

第4章

「坐推3公分」消除O型腿！

○骨盆傾斜也會造成股關節移位

即使實行了「坐推3公分」，卻會在不知不覺間張開膝蓋……大家是不是都有這樣的習慣呢？

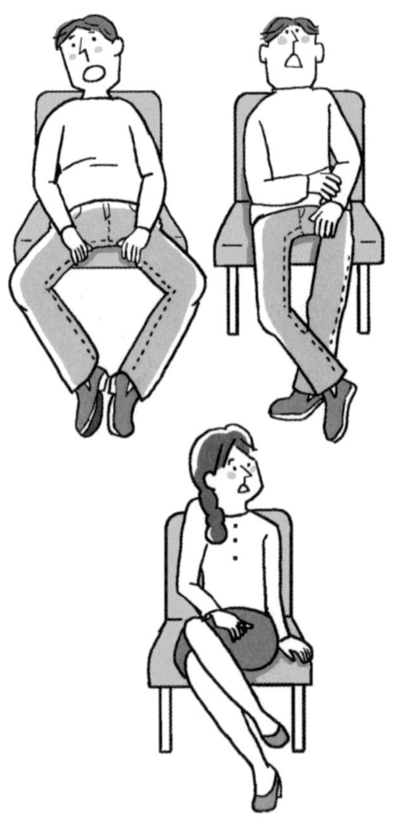

這是在捷運等公共場所
經常見到的景象……

張開膝蓋、交叉腳踝、蹺腳……在捷運或辦公室等地方經常會見到這些景象。以前一直持續這些姿勢的人，即使實行了「坐推3公分」的姿勢，也會自然地張開膝蓋。

其實，大部分骨盆向後傾斜的人，在股關節周圍也有問題。**骨盆的狹義定義是坐骨＋腸骨＋恥骨＋薦骨＋尾骨；而廣義上則包含股關節＋腰椎**。骨盆與股關節的關係密切。

在此我要稍微說明一下股關節這個組織。

有許多人都聽過「股關節」這個名詞，但實際上正確理解這個部位位置的人卻意外的少。

那麼這裡考大家一個問題。

請試著觸摸自己的股關節。

你知道位置在哪裡嗎？

這個問題其實幾乎沒有人答對，因爲股關節本身是深入骨盆中的組織，無法從外表觸摸。這問題有點捉弄人吧！

前面已經說明過，骨頭與骨頭的連結處稱爲關節，但股關節則是骨盆與大腿骨的連結處。這個連結處的形狀就像杵與臼，在骨盆的兩側有像臼一樣的凹洞，嵌入球狀的大腿骨骨頭。

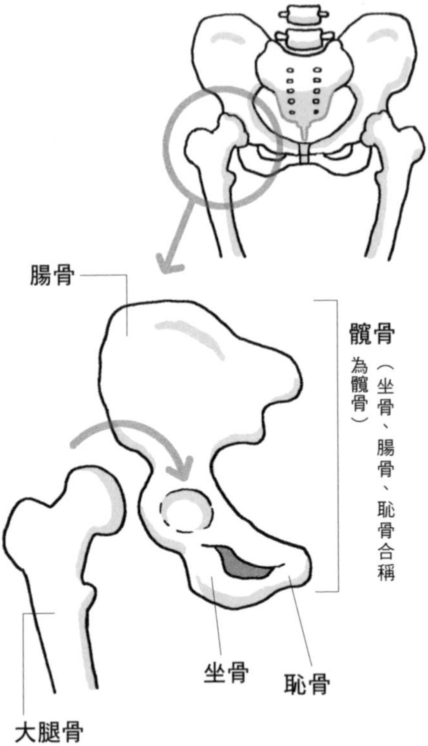

大腿或許給人伸直的印象，但其實大腿骨有不可思議的角度。嵌入骨盆臼窩的部分彎折成一百二十度左右，並往前約二十度。

這個不可思議的角度部分，稱之爲股骨頸。

從正面看到的股骨頸

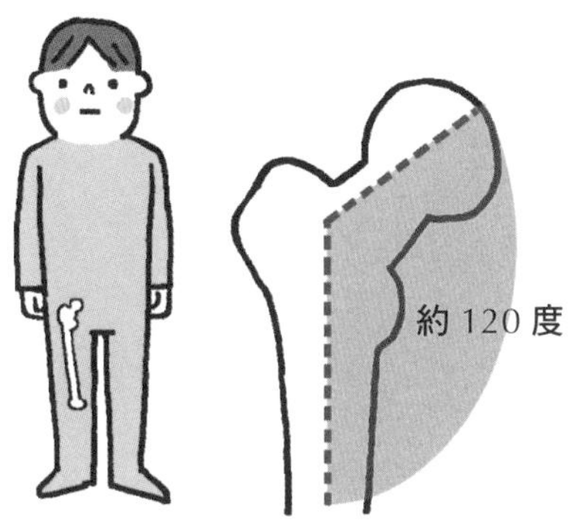

從上面看到的右股骨頸

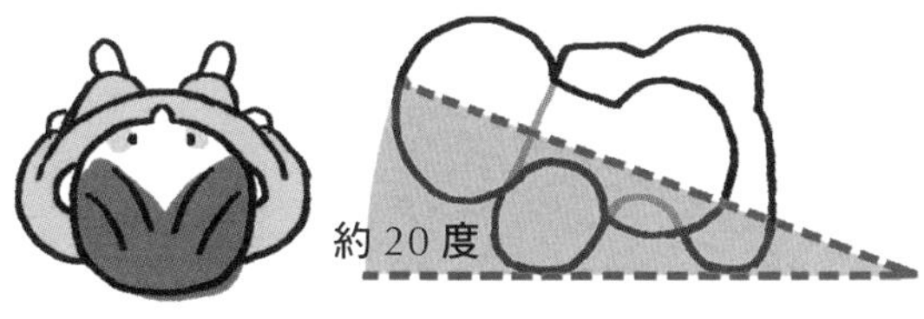

多虧這個角度讓我們腿部的可動區域更舒展，而可以自在地前後左右活動，或是繞圈轉動。

只不過，這也是上了年紀跌倒就容易骨折的部位，因爲它是彎曲的，比其他部位還要脆弱。

爲了讓股關節穩定，「坐推3公分」非常重要。

○把腳放在膝蓋的正下方

因爲長年累月不正確的姿勢而造成股關節移位，可能會無法順利做到「坐推3公分」，或是姿勢很容易走樣。

此時我希望各位讀者一定要遵守的，**是把腳放在膝蓋的正下方**。

只要把腳放在膝蓋的正下方，膝蓋的角度就會呈直角。

在骨骼的構造上，將腳放在膝蓋的下方伸直，是最不勉強身體而能承受體重的狀態。把膝蓋的角度調成直角，大腿的背面就能感覺舒適地伸展。

若是把腳往前放，重心就容易跑到背面，相反的，如果把腳往後放，則會讓體重向前施壓，除了外表的不美觀，對骨盆與股關節也會造成影響。

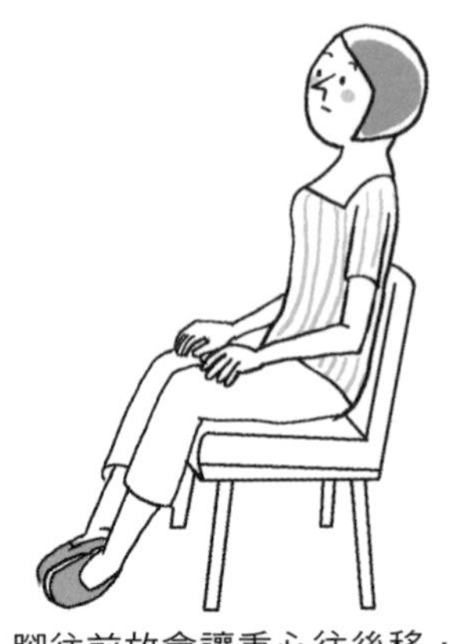

腳往前放會讓重心往後移，
使骨盆向後傾斜，
無法維持「坐推 3 公分」的姿勢。

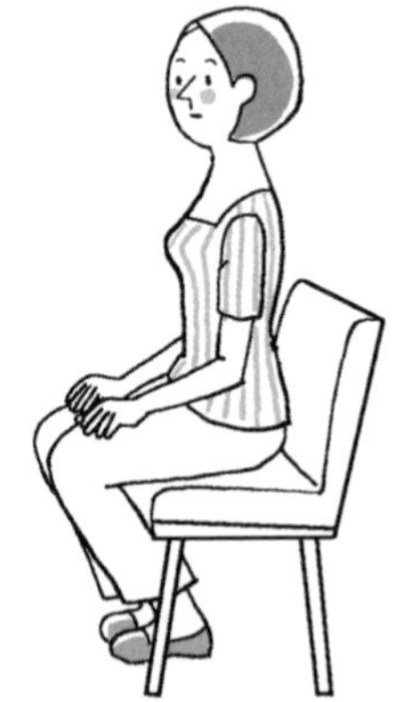

腳往後放也可以維持
「坐推 3 公分」的姿勢。

還有一項希望你注意的地方是——張開膝蓋的程度。如同我在P.42提過的，因爲男性與女性的骨盆構造不同，所以**男性要張開與肩同寬，女性則張開膝蓋約一個拳頭的程度**，這是股關節最安定的位置。

而**女性將膝蓋完全閉合的狀態，可以鍛鍊大腿內側的肌肉**，使儀態更完美，因此非常推薦；相反的，男性張開膝蓋的程度只要維持正確姿勢即可。

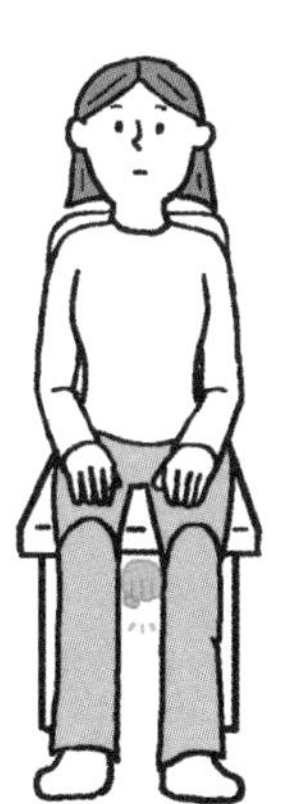

這是骨盆最安定的狀態，
女性可以在閉合膝蓋時鍛鍊大腿內側。

○為什麼膝蓋的位置很重要？

把腳放在膝蓋的正下方。

張開膝蓋的程度，女性要小於一個拳頭；男性則與肩同寬。

這兩點是非常重要的重點，但很容易忘記。這裡我再稍微詳細說明爲什麼要特別注意膝蓋的位置。

站立的時候，因爲用腳支撐體重，我們的兩隻腳會很自然伸直，採取對腳較不會造成負擔的姿勢。

然而，坐著的時候，支撐體重的是坐骨，比起站立時，腳的負擔比較少，所以即使膝蓋以下不伸直，也不會感覺到很吃力。

腳的重量大約有體重的六分之一，換算成體重五十公斤的人，光是腳就有八公斤的重量。腳有秤錘的作用，會將不自然擴展的股關節、膝關節、足關節（腳踝）又繼續往外擴張。

膝蓋若是向外開，大腿骨的骨頭就會推擠骨盆，讓骨盆往後傾斜。不僅如此，從大腿骨與膝蓋骨延伸到內腳踝的脛骨也會移位。這時腳踝外側就會承受腳的重量，形成**重心外移**。

長時間持續這種不良的姿勢，即使站起來也無法讓股關節、膝關節、足關節回到正確的位置，而容易變成O型腿的狀態。

站立時，如果股關節、膝關節、足關節在正確的位置，體重就會直線落在腳後跟上。可是一旦膝蓋向外張開，從股關節到膝蓋的體重就會向外落，這時從膝蓋到腳踝的體重則會向內落。

本來應該直線落下的體重因爲姿勢不良，造成膝蓋很大的負擔；而因爲膝蓋的使用不當，股關節與腳踝也會產生勉強使用的情況。

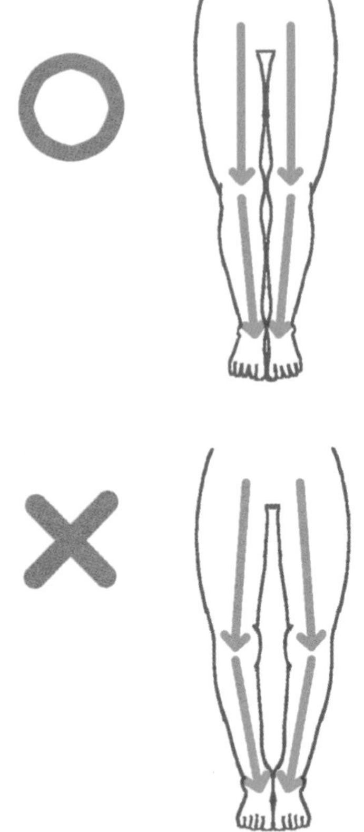

如果骨盆、股關節、膝蓋、腳踝位置不正確，
對各關節造成的負擔也會變大。

不要蹺腳與盤腿

我曾看過在捷運上打瞌睡的女性，穿著裙子雙腳卻打開……這幅景象令我不禁想叫醒她。

爲了避免演變成這種狀態，有許多女性會選擇蹺腳。可是，這也是我深切希望讀者能改掉的姿勢之一。

蹺腳會使骨盆扭曲，連帶影響大腿骨。

爲了做試驗，請試著蹺腳，感覺到坐骨的點了嗎？很明顯地是以點來支撐體重。左右骨盆的狀態是往後傾斜，特別是搭在上面的腿的骨盆大幅傾斜。

或許有人會覺得「只蹺單腳不好，那輪流蹺腳可以取得平衡就好了」，但蹺腳這種行爲直接就會使骨盆傾斜。

此外，中高齡女性也要避免盤腿的姿勢比較妥當。

因爲做盤腿的姿勢時，骨盆會往後傾斜。而且盤腿的姿勢會大幅張開膝蓋，股關節會被固定在偏離自然位置的狀態。

男性的股關節連結骨盆的位置比女性更外側，所以盤腿的姿勢並不會造成那麼不良的影響。此外，年輕時包圍股關節的肌肉有彈性，所以盤腿後只要改變姿勢，股關節就會立刻恢復原來的狀態。

我希望**更年期以後的女性特別注意，不要做長時間的盤腿，最好採取不同的姿勢**，例如跪坐或站起來。因爲更年期以後，賀爾蒙的影響使得肌力變弱，即使停止盤腿，股關節也很難恢復原來的狀態。短時間盤腿當作伸展操並沒關係，但持續長時間盤腿就會給股關節帶來負擔。

關於坐在地板或榻榻米上的正確姿勢，在Q&A也有詳細的說明。

○越運動越糟糕

重心若外移，光是站著就會給腳帶來負擔，再運動的話負擔就更大了。

前面說明過若是重心偏離，會給股關節、膝關節、腳踝帶來不必要的負擔，動作再變大的話，因爲只鍛鍊外側的肌肉，肌肉的平衡就會變差，造成股關節、膝關節、腳踝更多負擔，而導致O型腿惡化。

本來以爲對身體有益的健行或慢跑，其實是痛擊身體的元凶，聽起來很可怕吧？希望大家可以在改善重心外移之後再做劇烈的運動，以免狀態更加惡化。

重心是否外移，日常生活中就能做簡單的確認。

程度1　鞋跟從外側開始磨損

這是最容易確認的現象。鞋跟從外側開始磨損的人，如果放著磨損的鞋跟不管，又會助長重心外移。所以要勤於更換鞋子的後跟。

程度2　第二、三腳趾的根部長繭或雞眼

骨骼位置正常的時候，走路時用腳後跟著地後，透過拇指球以拇指往上踢；而重心外移的人，體重無法正確落在拇指球與拇指，反而是用第二、三腳趾來承受體重，所以容易長繭或雞眼。

程度3　第五腳趾根部長繭或雞眼

重心若進一步從第二、三腳趾向外移，第五腳趾根部就會長繭或雞眼。

程度4　背在肩膀上的包包會左右晃動

重心外移很嚴重時，每次邁出步伐重心就會往左右移動。從側邊看起來，就像用肩膀大搖大擺走路的樣子。若是背在肩膀的包包會搖晃撞到身體，就必須注意。

○開始疼痛時情況已經很嚴重……

持續用骨盆往後傾斜、彎背的姿勢坐著，就會造成股關節的負擔。爲了取得平衡，膝蓋就會張開。**長年持續這種狀態，即使站起來雙膝也無法併攏。**

股關節的可動區域很大，所以稍微移位也不會立刻出現肩痠或腰痛這類症狀。但造成O型腿等等的外觀可就不漂亮了。

女性只要把腿正確地伸直，會比辛苦減肥看起來苗條好幾倍，男性穿起西裝或牛仔褲也會變得更帥氣。所以爲了展現更完美的整體外觀，將骨盆與股關節調整到正確的位置勢在必行。

「我的外表看起來很好」的人也還是不能大意。就如前面所敘述的，股關節只要不在正確的位置，就不能順利做到「坐推3公分」，這代表骨盆在不知不覺中向後傾斜了。

此外，現在沒有股關節疼痛的人，膝蓋也可能已經在持續過度張開，**等到會痛的時候，情況已經相當嚴重了。**

股關節疼痛的患者以女性居多，特別是更年期以後的女性。當然這可以透過治療改善，但若能在疼痛出現之前預防，身心的負擔也會減少。

男性因爲股關節本來就附著於外側，比起女性較不易出現症狀。可是，難以消除的腰痛或許也是股關節的影響所致。

○「坐推3公分」＋「大轉子3公分」

那麼，如何將股關節調整到正確位置呢？

透過實行「坐推3公分」可以讓股關節回到正常的位置。但是，股關節移位嚴重的人，往往不知道正常的位置在哪裡。

因此，容易張開膝蓋的人，在「坐推3公分」之後，請加上以下的動作。

用「坐推3公分」的姿勢坐下後，用手掌包住大腿外側凸出的部分（大轉子），再用手指用力抓住，就這樣兩邊分別往斜後方45度（與手肘同方向）後拉3公分左右。

感覺如何呢？

「坐推3公分」相當輕鬆就能辦到了吧！

不知不覺就張開膝蓋的人，只要做「坐推3公分」＋「大轉子3公分」就能簡單做到穩定的坐姿。請立刻來挑戰看看吧！

當然，別忘了腳要放在膝蓋的正下方。

大轉子

※ 請參考作者拍攝的示範影片

○用手帕或披肩固定膝蓋！

即使知道閉合膝蓋很重要，但有駝背習慣的人養成了重心在後的身形，現實生活中要閉合膝蓋並不輕鬆，往往會將膝蓋自然地左右張開。

因此請強制閉合膝蓋吧！

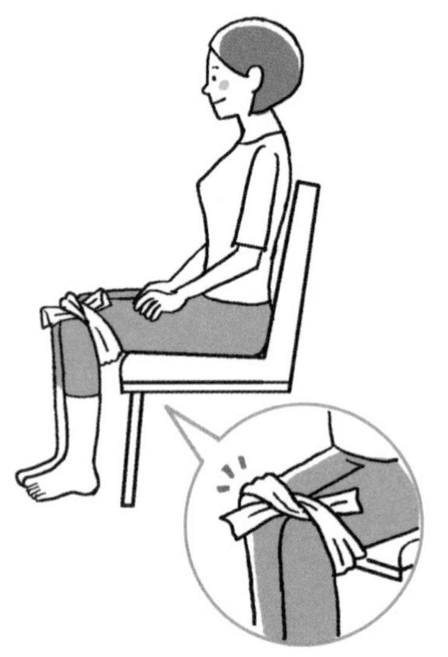

只要固定住膝蓋，
自然就能維持正確姿勢。

前面提過男性是與肩同寬，女性則是確實併攏或間隔一個拳頭寬。**為了不要張開得更大，先用毛巾或大型手帕、披肩、長統襪等物品固定住。**

可以將這些物品放進隨身包包，隨時可取用，在工作場所或家中也可以常備閉合膝蓋用的繩線。

此外，膝蓋內側距離椅面約 1 ～ 1.5 公分，血流會比較順暢。不能調整椅子高度時，請在腳下放置鞋子或可墊高的物品，讓膝蓋維持直角。

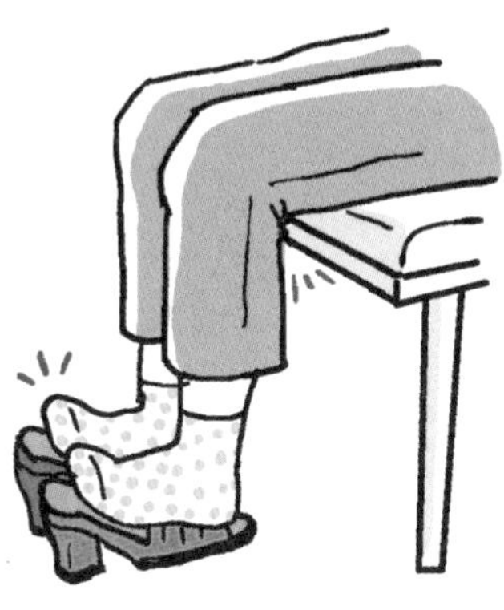

椅子太高的時候，請放置鞋子或可墊高的物品調整。

「不用特地綁起來，有注意到的話就沒關係。」

或許有人會這麼想，但是**放鬆或正在集中精神工作時，不可能一直注意到膝蓋張開的狀況**。

無論如何強調「把膝蓋用繩子綁起來」是較好的方法，也有人會因爲麻煩而沒有確實實行。

在此，我提供一個令人想實行的經驗談。

有位因爲腰部與股關節疼痛而來醫院的六十幾歲男性，他很喜歡打高爾夫球。可是，據說他打球的時候發生過好幾次腰扭傷。他想改善不適的症狀而來到醫院，一星期治療一次。雖然治療之後變輕鬆，但開車前往車程一小時以上的高爾夫球場後，下車時又會因爲嚴重腰痛而站不起來。

因此我建議他開車的時候要盡量讓椅背接近直角，採取「坐推3公分」的姿勢，並用長統襪綁住膝蓋，避免張開比肩膀還寬（當然要保留安全駕駛的自由程度）。

隔了一個星期，他笑嘻嘻地跟我說：「我下車時不痛了！好驚人的效果！」

可見，透過繩子矯正腳型不僅可以改善O型腿，也因爲能漂亮做到「坐推3公分」，進而改善肩痠、腰痛，以及其他種種身體不適。

請務必嘗試一次看看。

○睡覺的時候也綁住腳吧！

我想推薦給有腰痛煩惱的人、早上起床難以消除疲勞的人，以及翻身很吃力的人，痛苦的解決之道就是睡覺時把腳綁起來。

O型腿在睡眠期間膝蓋會自然向外張開。即使白天注意到，**若在漫長的睡眠時間放著膝蓋張開不管，好不容易的努力就白費功夫了。**

可以的話，請綁住**大腿根部**、**膝蓋上面**（請避開膝蓋骨的地方），以及**膝蓋下面**這三個地方。

因為睡覺的時候腳會無意識張開，如果用繩子直接綁住腳，想張開腳的時候可能會造成身體疼痛。因此最好先用毛巾纏繞住腳以後，再用繩子綁在上面。

用繩子綁住腳以後，不是睡著了也無法消除疲勞嗎？或許有人會這麼認爲。可是，**綁住腳可以將骨盆調整到正確的位置，消除薦腸關節（請參考P.150）的緊繃，讓薦骨背面的副交感神經充分運作，達到放鬆效果。**

用繩子綁住腳以後，不管怎麼睡都沒問題。一開始或許會覺得不協調，但過一陣子就會睡得很安穩了。

第二天早上應該可以比平常更舒暢地醒過來。

請試著持續實行「坐推3公分」，直到不會張開膝蓋爲止。

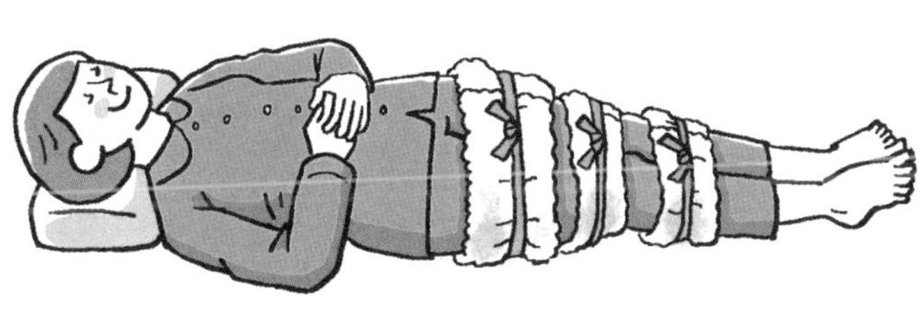

○綁住腳做屈伸運動

我想再推薦給爲了O型腿煩惱的人，綁住腳進行的屈伸運動。

首先避開膝蓋，用繩子綁住膝蓋的上面與下面。然後直接抓住牆壁或椅子等物品，做屈伸運動。

不要用反作用力，盡量慢慢進行運動，這樣就能鍛鍊平常難以運動到的腿部內側肌肉。

肌肉的內外平衡變好，重心外移就可以消除，並發揮改善O型腿的效果。

最初從三次左右開始，再陸續增加次數就可以了。

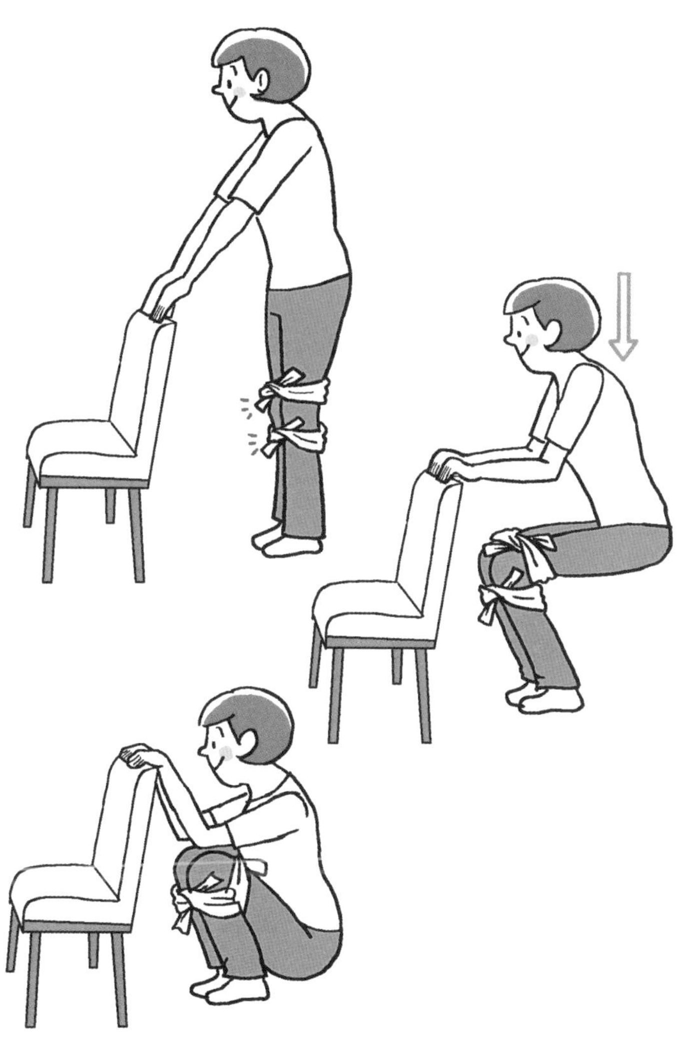

○最後的加強！密集毛巾運動

我想介紹作爲改善O型腿最後加強的運動，就是密集毛巾運動。這個運動也經常用來預防、改善拇指外翻，但因爲積極地使用膝蓋下面的肌肉做訓練，對改善O型腿也很有效。

做法很簡單，赤腳踩在鋪在地上的毛巾，把腳後跟固定在毛巾上以後，**使用腳趾把毛巾往腳心中央夾。**如果巧妙使用膝蓋下的肌肉，可以把毛巾全部夾入腳心。

若重心外移，甚至連把毛巾拉過來都辦不到。

重點就在於正確使用腳趾，請持續努力直到能把毛巾夾入腳心吧！

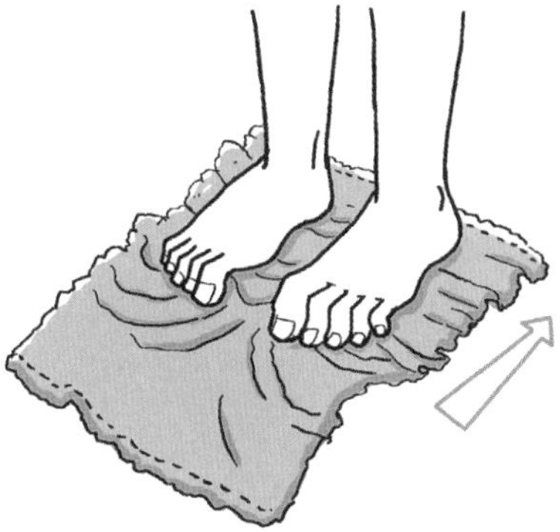

使用腳趾把毛巾夾入腳心中。

有位二十二歲女性為了惱人的O型腿來醫院，剛開始兩腳膝蓋的間隔張開到6公分，是完全的O型腿。而經過一個月三次的治療後，膝蓋幾乎能併攏了。

當然，這當中除了有治療的效果，她本人也非常注意姿勢，睡覺的時候綁住腳，這是積極持續努力的成果！

第5章 「坐推3公分」縮小腹！

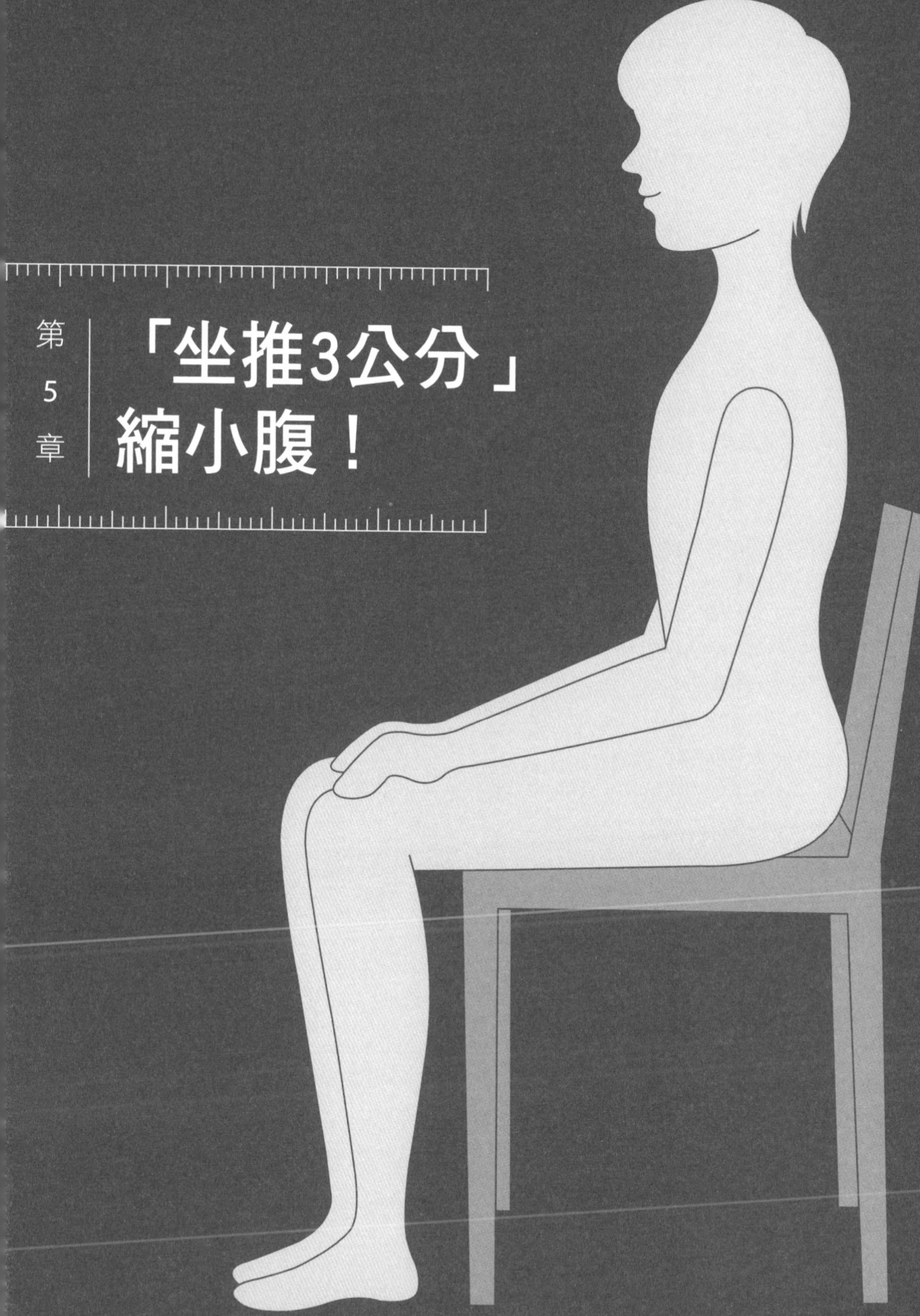

○小腹凸起是年齡造成？

「明明很瘦卻有小腹凸出；即使減肥減了體重，小腹還是原樣。」

有很多人有這種煩惱吧，或許也有人覺得是「年齡造成」而放棄。

但是，你沒必要放棄！

爲什麼只有小腹會凸出呢？簡單地說，這是因為內臟下降脂肪附著在周邊的關係。那麼，讓我們稍微來看詳細的原因吧！

①肋骨（胸廓）把內臟往下壓

腹部的內臟是裝在腹膜這個袋子中。骨盆往後傾斜時，脊梁骨就會失去S字形的曲線，肩膀向前擠壓肋骨的前面。這個被擠壓的肋骨會把腹膜往下壓，於是所有內臟的位置都下降，造成小腹凸出。

骨盆歪斜時

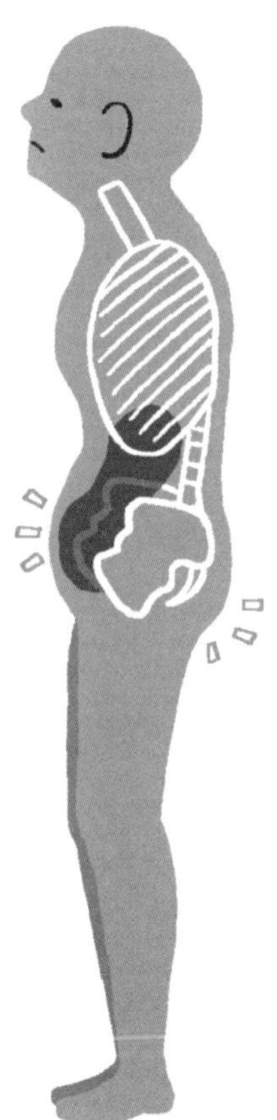

脊梁骨失去 S 字形曲線，被擠壓擴展的肋骨就會把內臟往下壓。

骨盆挺立時

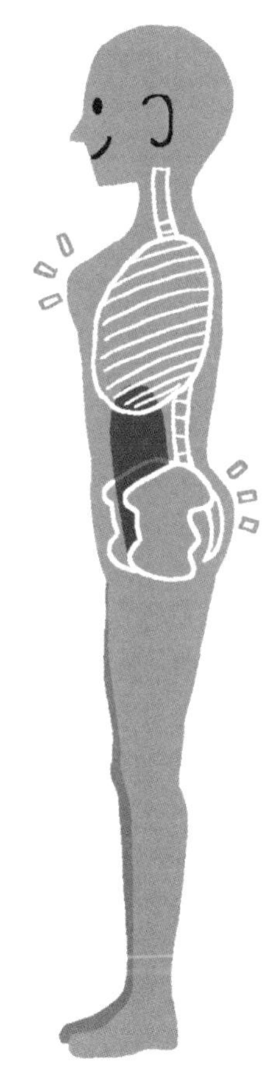

脊梁骨能保持 S 字形曲線，肋骨與內臟就會維持在正確的位置。

②支撐內臟的肌力下降

腹膜裡有內臟，上面有橫膈膜，下面有骨盆底肌，而背部有腰大肌與髂肌，前面則有腹直肌，其間由側腹肌支撐。腰大肌與髂肌在第二章已經談過了（請參考P.55）；腹直肌則是位在肚子前面，所謂形成「六塊腹肌」的肌肉。

骨盆一旦往後歪斜，支撐腹膜的腰大肌、髂肌、腹直肌、側腹肌就會被固定在收縮的狀態，導致肌力下降，於是得不到支撐的腹膜就會越來越往下降。

然後下降的內臟周圍，就會增加脂肪取代衰弱的肌肉。

③流到內臟的血流變少

由於長時間坐著辦公等原因而維持相同姿勢不動，血液循環惡化。如果彎腰駝背，骨盆往後傾斜就會更嚴重了。

血液循環一惡化，內臟的功能就無法完整發揮，爲了支撐內臟，脂肪就增加了。

此外，大腸的功能若變遲鈍，腸子的蠕動減弱，進而形成便祕，將導致小腹更加凸出。

④活動內臟的神經作用下降

控制內臟的是副交感神經與交感神經。副交感神經與交感神經在骨盆處於正確位置、脊梁骨的S字形曲線維持得很漂亮時，最能順暢運作。

骨盆只要向後歪斜，就會使活動內臟的神經功能變遲鈍。因此，假設內臟本來的功能有十分，此時就只能以七、八分的狀態發揮作用。如此一來內臟功能會慢慢減弱，為了保護衰弱的內臟，脂肪還是會增加。

⑤飲食過量與不注意健康造成內臟疲勞

不管睡覺或休息的時候，內臟都一直在工作。若反覆暴飲暴食，消化、吸收、排泄……這些工作會讓內臟連休息時間都沒有。若因睡眠不足或不注意健康等等使身體累積疲勞，當然內臟也會疲勞。舌頭潰爛、口腔炎、口臭等等也是內臟疲勞的信號。

爲了保護疲勞的內臟，脂肪就會增加。

⑥常用便祕藥之類的藥物

相對於暴飲暴食會增加內臟的負擔，經常使用便祕藥則會抑制內臟的自然作用。

大部分的便祕藥都是強迫刺激腸子蠕動，必要的時候適量服用並沒問題，但一直依賴便祕藥的話，腸子蠕動會逐漸變得不正常，這是所謂腸子衰弱的狀態。

然後爲了保護衰弱的腸子，脂肪又會增加。

⑦因為年齡增加，內臟功能下降

內臟是由平滑肌所組成，這種肌肉無法自己控制，所以無法靠訓練等方法來鍛鍊。

爲了保護隨著年齡增加而變衰弱的內臟，內臟本身與周邊會開始囤積脂肪。

以上就是內臟位置下降、機能變弱、小腹凸出的原因。

你已經發現了吧？

沒錯，①～⑥可以靠自己的力量控制，而其中①～⑤，**可以用「坐推3公分」來獲得改善。**

○雖然說要鍛鍊腹肌……

之前已說明過「坐推3公分」對小腹凸出也有效的理由。

但是，「坐推3公分」只能做到讓骨骼與骨盆恢復正確的位置。如果要讓衰弱的內臟恢復活力，以及清理增加的脂肪，必須更積極努力的運動。

我常被問這種問題：

「為了保持正確的姿勢，做仰臥起坐好嗎？」

這種時候我會回答：「如果做得正確非常好啊！」

用正確的位置進行腹肌運動很有效，可是似乎有許多人以為「總之只要讓頭部靠近膝蓋就可以了」。但駝背的人，因腹部肌肉處於收縮狀態，又再做收縮腹部的仰臥起坐，並無法得到期待的效果。

那麼該怎麼做才好呢？

很簡單，只要將骨骼與肌肉調整到正確的位置，也就是在「坐推3公分」的狀態下活動腹部就可以了。

「什麼啊，還是得運動才行嗎？」

或許也有人會感到很失望，但這裡介紹的運動與普通的腹肌運動有點不同，並不需要拚命移動上半身。

只要**坐著把腹部往脊梁骨靠近就可以了**。

這裡我要特別介紹鍛鍊三個大塊又重要的肌肉：髂肌、腰大肌、腹直肌的方法。

○鍛鍊髂肌、腰大肌的方法

爲了維持姿勢，肌力也很重要。

髂肌與腰大肌是在身體深處、連接軀幹與下肢的重要肌肉。

從正面看到的骨盆周圍

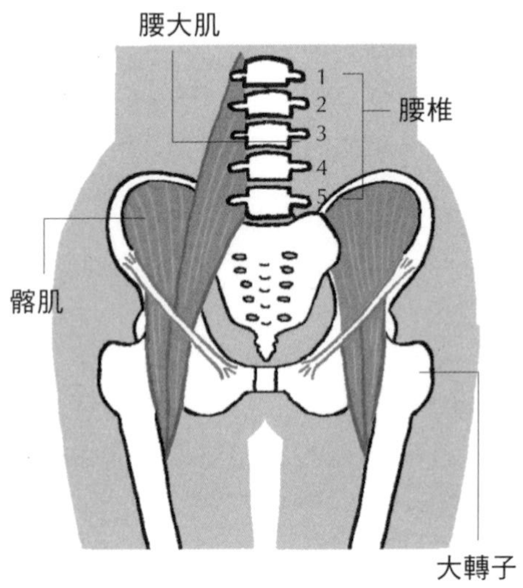

這也是維持「坐推3公分」不可或缺的肌肉，但因爲位在身體深處，一般動用腹肌也很難鍛鍊到。

但是，接下來要介紹的方法卻可以直接推動髂肌與腰大肌。

只要能鍛鍊髂肌與腰大肌，身體的中心軸就會穩定，坐姿就會正確，站姿也會變美。

在意小腹凸出的人、煩惱肩痠或腰痛的人，以及很難維持「坐推3公分」的人都很推薦做這個運動。

做法也很簡單！

1 保持「坐推3公分」的姿勢，手扶著椅子下方，伸直手肘用力彷彿要將椅子舉起。

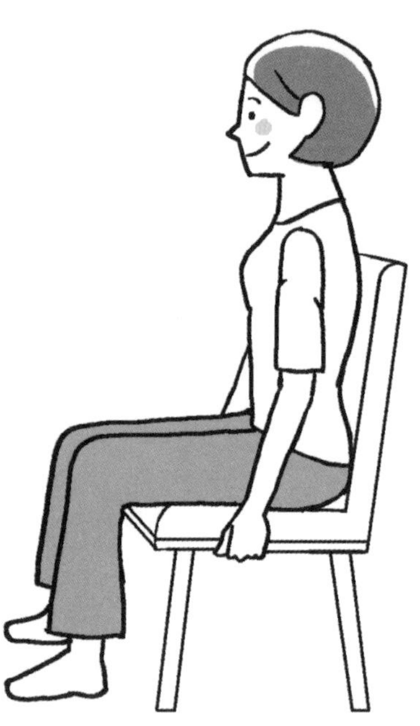

2

頭的位置維持不變，小腹用力讓肚臍往脊梁骨靠近，並讓脊梁骨往椅背靠近。同時收緊肛門，把肛門往斜前方抬起。以自然地呼吸維持十秒鐘。

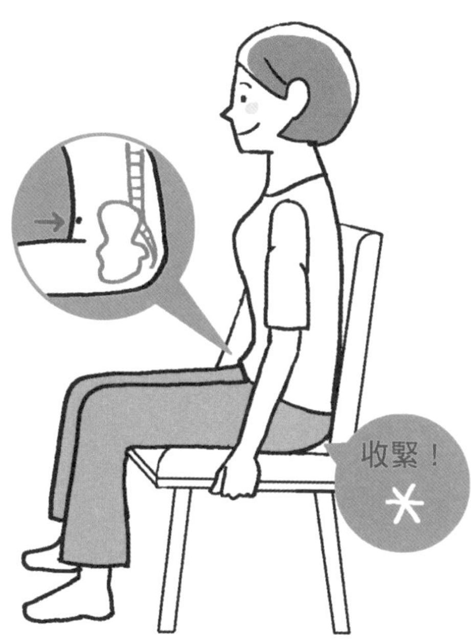

鍛鍊腹直肌的方法

腹直肌是位在肚子前面的肌肉，鍛鍊這裡的話，肚子周圍都會感覺舒暢。

腹直肌

擺出「坐推3公分」的姿勢後維持自然的呼吸，並把肚臍往脊梁骨靠近，然後再把肚臍往上抬起約1公分。

保持這個姿勢，感覺像把頭頂向天花板一樣，做五次深呼吸。

重點是肚臍的位置不要動。

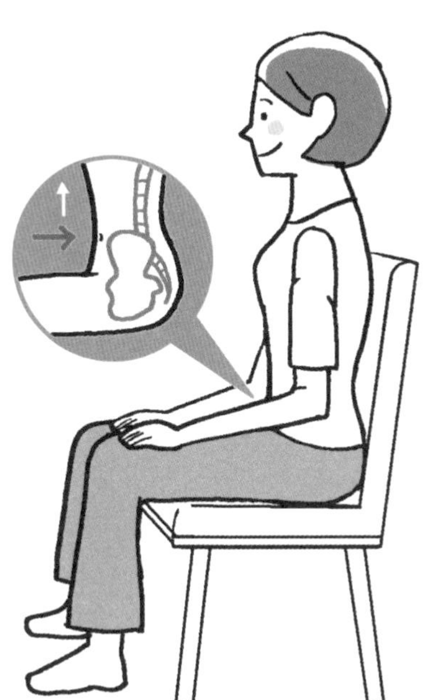

應該有很多男性嚮往「六塊腹肌」吧？

有位興趣是武術的四十幾歲男性哀嘆：「年輕時只要運動，馬上就能練出肌肉，但到了這年紀即使運動，肌肉也沒什麼改變。」他說特別是肚子周圍很難出現效果。於是我介紹他這個方法，大概兩個月後他向我報告：「以前不管怎麼運動都沒變的腹肌出現分割塊狀了！」這個運動正好適合想打造健壯身體的男性。

女性則因爲肌肉量本來就少，較不會變成渾身肌肉的模樣，可以放心做運動，讓肚子變得清爽緊緻。

請在工作場所或家中，當作一種心情轉換的方法實行看看吧！運動時從外表看起來並無異樣，所以在無聊的會議時間也可以有效活用，是最適合的運動！

第6章 「扭動體操」的奇蹟

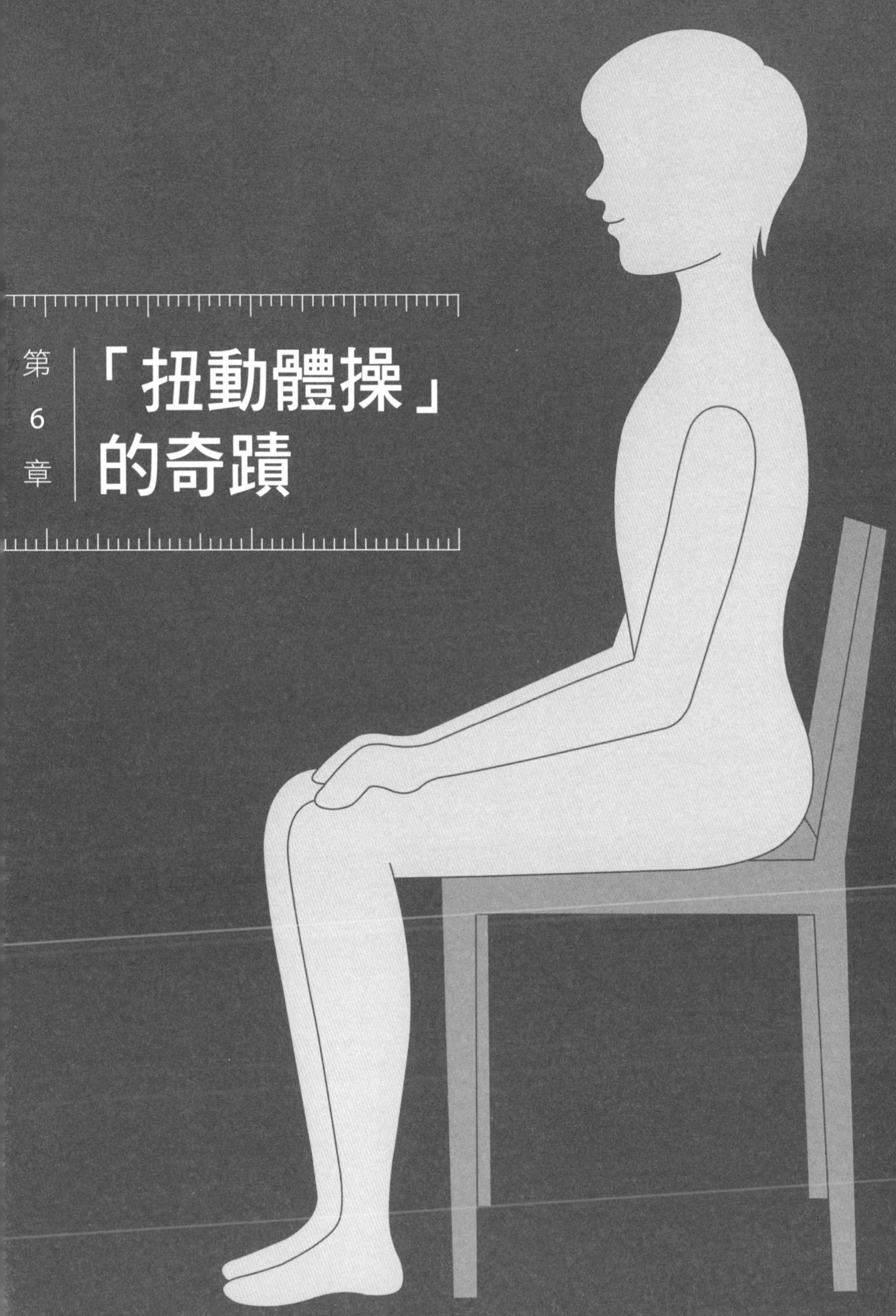

○與其做不當的整骨不如做扭動體操！

這個章節我想教導大家我自創的體操——「扭動體操」。雖然名稱很奇怪，但效果極大！

來到我治療中心的患者，除了治療還會指導他們正確的姿勢。可是很遺憾的是，我無法治療每一位正在看書的你。在骨骼移位的狀態下要做正確的姿勢，我認爲應該無法順利達成。所以我不停思考著有沒有什麼方法可以讓所有人自己做，於是「扭動體操」就誕生了。

其實我在高中時腰部也曾受傷，有重度的肩痠與腰痛。然而我開始每天做「扭動體操」以後，肩痠與腰痛就消除了，也不容易累，也可以處理比過去更繁重的工作。

我保證做「扭動體操」比做不當的整骨更有效！

此外，**做完扭動體操以後，身體曲線會變得更柔軟**。想親身體驗效果的人，請在體操前後做前屈等動作，試著感受這個差異。

若在睡前做可以有熟睡效果，早上起床時做則可以很痛快地醒過來。這個體操到底有什麼厲害之處，我想從下一頁開始說明。

○放鬆薦腸關節的效果

難以保持「坐推3公分」的人當中，有的人是薦腸關節無法正常活動。
所謂的薦腸關節，就是薦骨與腸骨之間像耳朵一樣大的關節。

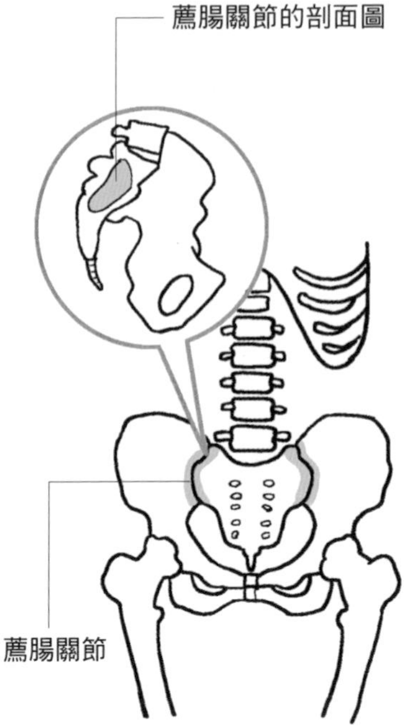

薦腸關節的剖面圖

薦腸關節

說到關節，或許直覺會想到手肘或膝蓋、股關節這種做大動作的部位，但各個關節的動作其實有很大不同。

薦腸關節的微妙動作是1毫米，即使是專家來摸也只能感覺到螞蟻在爬的程度。可是，這種程度的活動卻非常重要。

如圖所示，薦骨與腸骨幾乎是連在一起的狀態。雖說如此，薦骨與腸骨仍是兩個不同的骨頭，所以當然能夠分別活動。

然而，骨盆向後傾斜坐著的時候，上半身的體重全部施加在薦腸關節上，薦腸關節就會難以活動。有的人是整個薦腸關節活動很差；而有的人是部分活動變差，情況各式各樣，但只要惡化就可能會導致腰部扭傷，嚴重的時候甚至無法翻身。

只要放鬆薦腸關節，就會放鬆副交感神經，如P.51所述，除了內臟功能變好以外，也有不容易疲累、較快恢復功能等各種效果。

那麼，一起來試著感覺薦腸關節的活動吧！

以「坐推3公分」的姿勢坐在椅子上，請將手掌放在腰的下方。在此狀態下，試著輪流把左右邊屁股抬起約2～3公分。

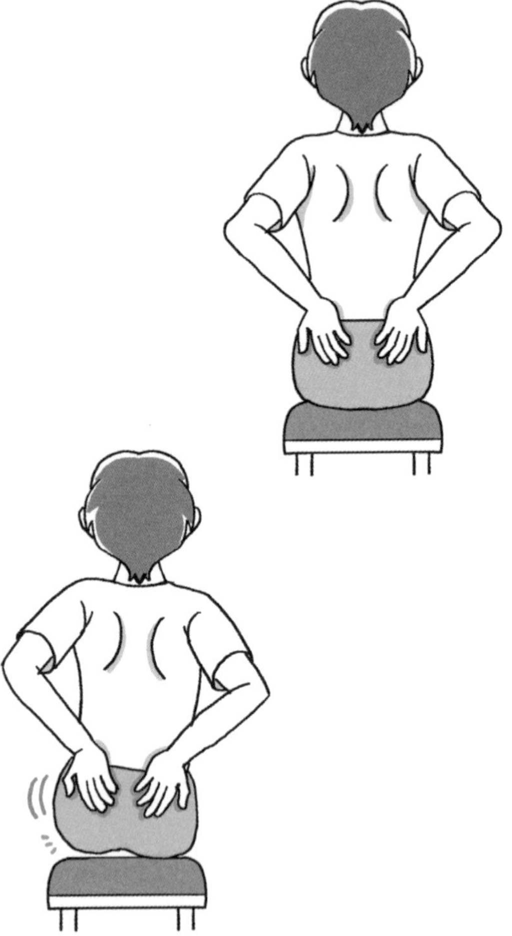

感覺如何呢？你感覺到深處好像有什麼正在「扭動」了嗎？這就是薦腸關節的活動。因爲是很微妙的關節，如果不做緩慢而小的動作，就無法感覺其運作。

大動作或強烈的刺激時，雖然會動到骨頭卻無法活動到薦腸關節。瑜伽或伸展操等運動可以讓骨盆繞圈轉動，活動骨盆，進而放鬆骨盆周圍的肌肉，改善血液循環，使骨盆恢復正確的位置。這些運動當然也有效，但並不是直接活動薦腸關節。

接下來要介紹的扭動體操，則是直接推動這個薦腸關節的體操。

○讓腦脊髓液循環的效果

「扭動體操」具有調整「第一次呼吸」的效果。

「第一次呼吸」這個詞或許聽起來很陌生，但這是我們從胎兒時就反覆進行的流動腦脊髓液的活動。嬰兒在媽媽肚子裡的時候，就開始活動薦骨與後腦骨，讓腦脊髓液循環。

腦脊髓液循環好的時候，人體就能保持良好的免疫功能與自然治癒能力。

然而，持續彎腰駝背、姿勢不佳，腦脊髓液的循環會逐漸變差。

透過進行「扭動體操」可以讓腦脊髓液的循環變好。

「扭動體操」是由以下三個體操所組成，必須按照順序運作，才能達到最好的效果。

往外推……改善腦脊髓液的循環

抬下巴……改善頭蓋骨與脊柱之間的牽連

雨刷運動……製造腦脊髓液

只要遵守「往外推」↓「抬下巴」↓「往外推」↓「雨刷運動」↓「往外推」這個順序，就能有效地讓腦脊髓液順利循環。

那麼馬上來介紹「扭動體操」吧！

※請參考作者拍攝的示範影片

【往外推】

1　仰躺在床上。全身放鬆後用手掌包住腸骨，往恥骨的方向輕推1公分。太用力的話，薦腸關節會鎖上，失去運動效果，請使用不會弄碎豆腐的力道。

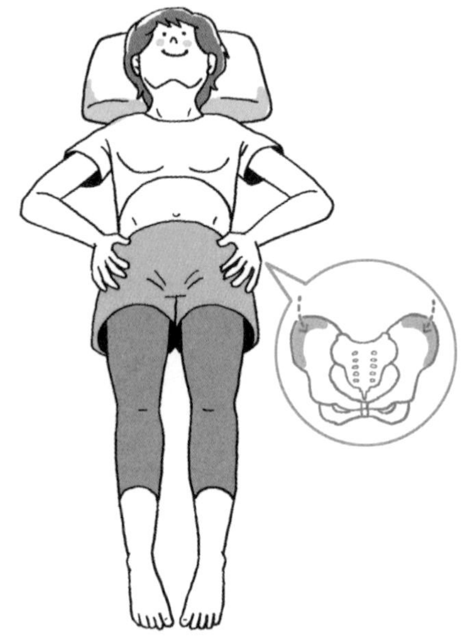

2

維持身體放鬆的狀態，並輪流將左右腳後跟向外推出約 2 公分。不須讓後腳跟呈直角，最重要的是在放鬆狀態下進行。

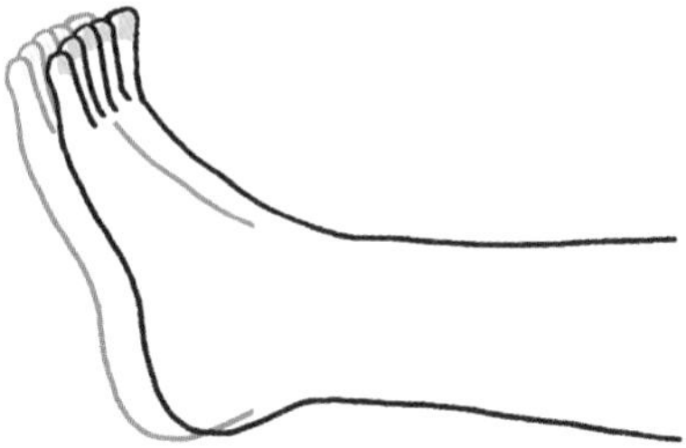

重複此步驟五至十次左右。

如果不知不覺把後腳跟向外大幅擴張，就會動到整個腰部，而不能刺激薦腸關節。所以，請輕微扭動即可。

【抬下巴】

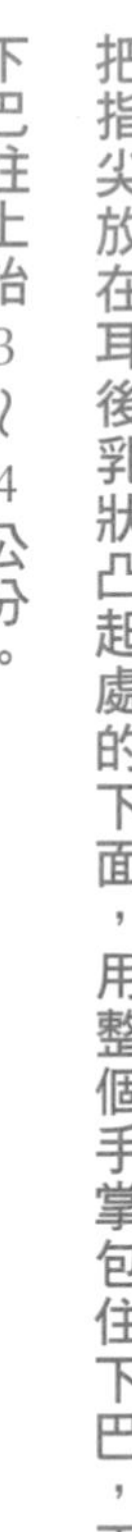

3　把指尖放在耳後乳狀凸起處的下面，用整個手掌包住下巴，再緩慢地把下巴往上抬3～4公分。

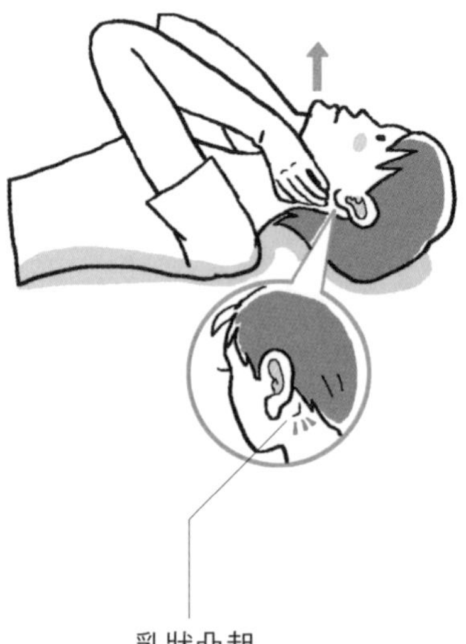

4　再次重複「往外推」的動作。

【雨刷運動】

5 仰躺在床上用手掌輕輕包住腸骨，雙腳同時左右活動。這個動作就像雨刷一樣，在能夠活動腳的範圍內輕鬆做就可以，過於勉強做大動作效果反而不好。

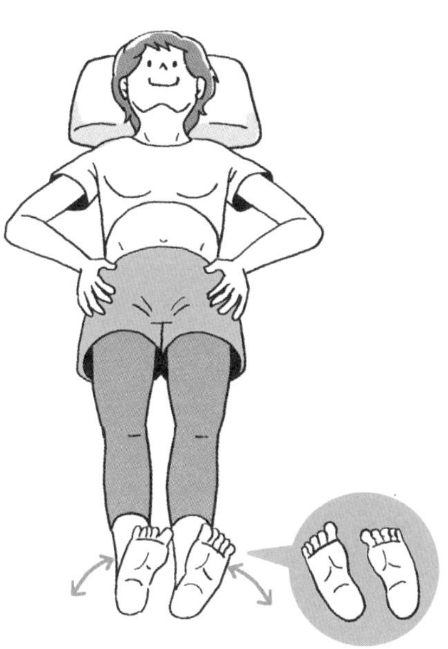

6 最後再次重複「往外推」的動作。

第7章

各種姿勢Q&A

Q1 請告訴我直接坐地板時的坐姿

坐在地板時，說不定比使用椅子時更容易姿勢走樣。各位是不是用這種姿勢坐著呢？

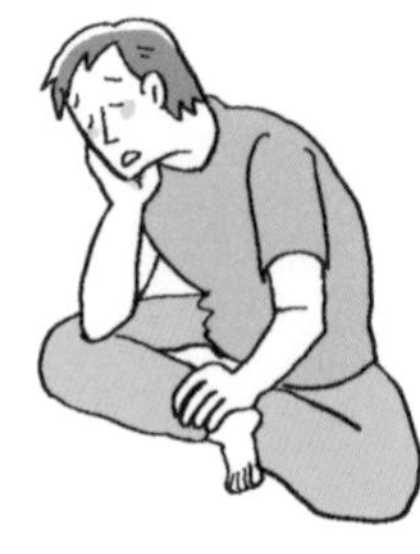

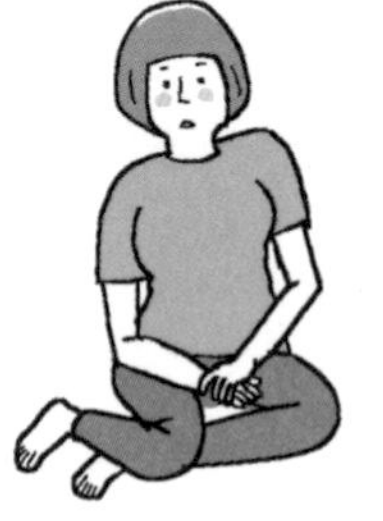

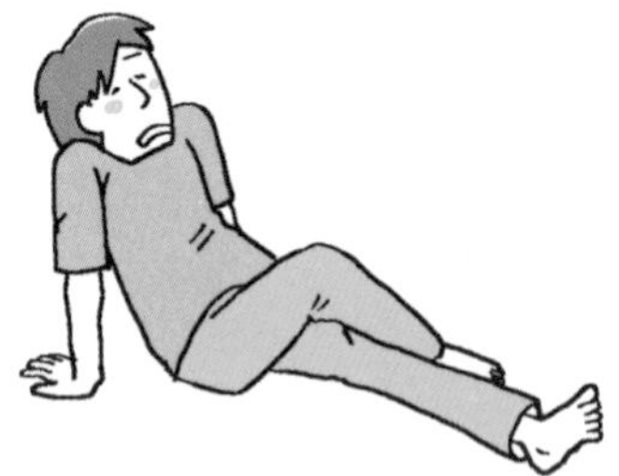

直接坐在地板上姿勢容易走樣。

這種姿勢會讓骨盆往後傾斜，引起肩痠、腰痛、O型腿、小腹凸出、容易疲勞等各式各樣的身體不適。

坐在地板或榻榻米上最好的姿勢是跪坐。可是跪坐時，還是要維持「坐推3公分」，如果彎腰駝背，骨盆就會往後傾斜。

只要用平常的姿勢把坐骨往後推3公分，就可以用整個大腿來承受體重了。

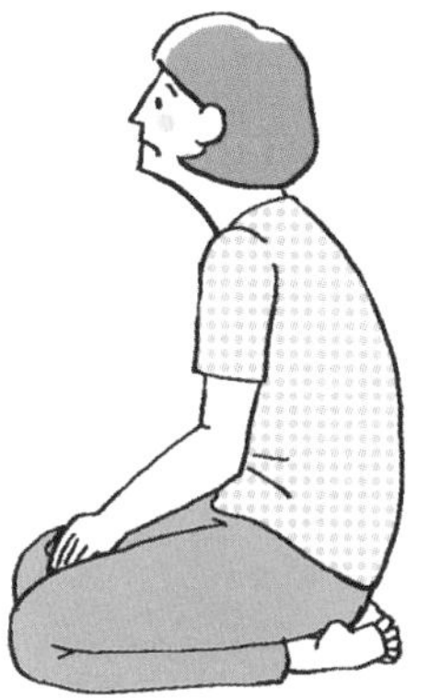

骨盆歪斜的跪坐。

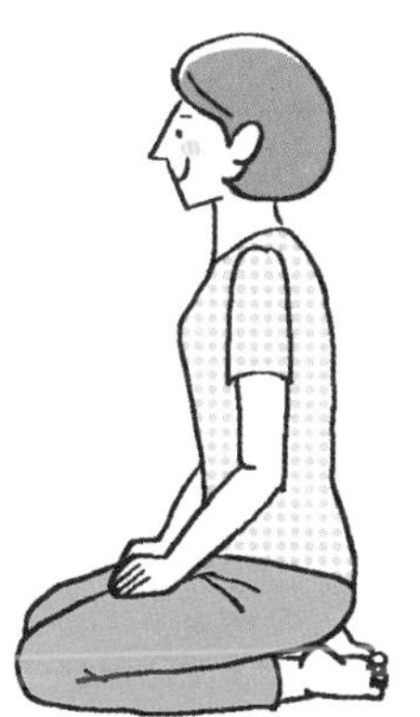

用「坐推3公分」讓骨盆挺立的跪坐。

因爲是用整個大腿而不是腳尖來承受體重，腳就不容易痠麻，所以可以比平常坐得更久。

感覺不舒服的人，可以使用**跪坐專用椅**。**把坐骨的位置墊得比膝蓋還高，就不容易彎腰駝背了**。

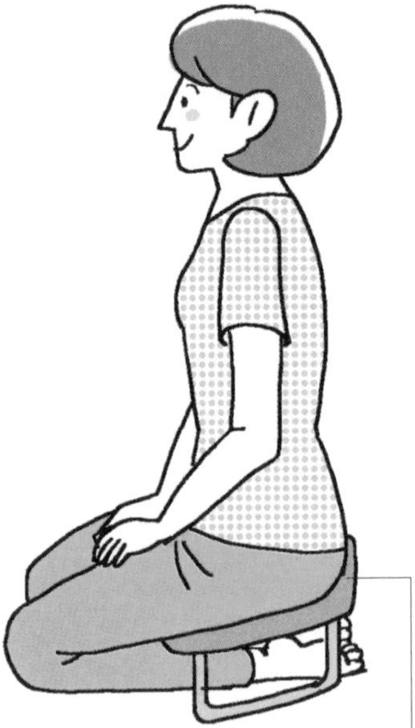

跪坐椅子。

沒有跪坐椅子的時候，也可以用毛巾或坐墊。

如同 P.112 敘述過的並不建議盤腿，但盤腿時也只要使用跪坐椅子就會容易伸直腰部。

請盡量試著將坐骨墊得比膝蓋還高。

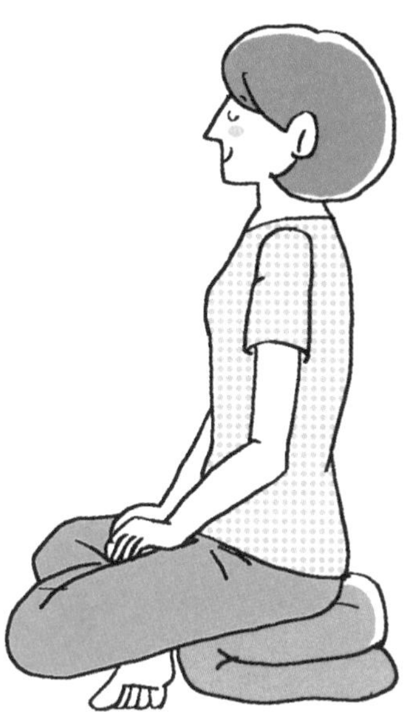

Q2 只要能維持「坐推3公分」的話，把手肘撐在桌上也沒關係嗎？

開會之類需要長時間坐著的時候，如果能維持「坐推3公分」的姿勢，即使把手肘撐在桌上也沒關係。

只不過此時手臂要是張開比肩膀還寬，下巴就會凸出讓脊梁骨的S字形曲線容易走樣。於是頭的重量就壓在肩膀上，而造成肩痠、頸痠。**注意手臂不要張得比肩膀還寬**，就能預防姿勢走樣。

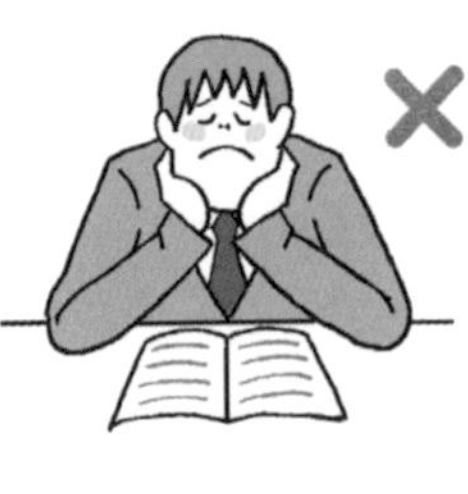

Q3 在會議等場合，只要長時間維持相同姿勢，就會想蹺腳……

我不建議長時間蹺腳。

只不過，在長時間會議上無法離席時，可以「每次三分鐘」的時間，輪流交替蹺腳，這樣可以促進血液循環，消除腳的浮腫。

當身體長時間維持同樣坐姿時，下半身的血液循環就會惡化，腳部呈現浮腫。

這時，請試著用腳尖頂住地板，把腳後跟往上抬。腳踝伸展後血液循環變好，浮腫也就消除了。

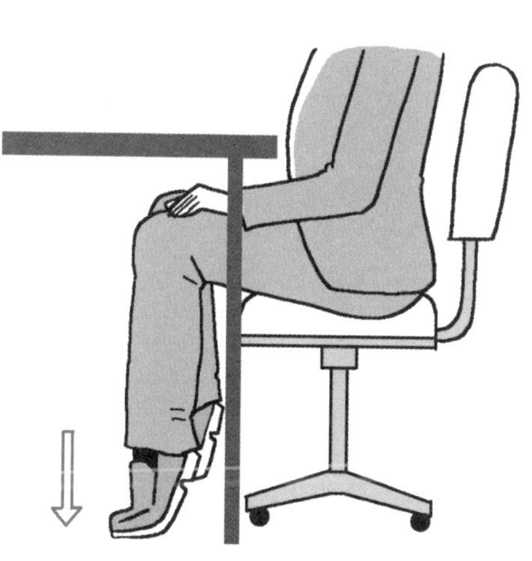

Q4 請告訴我使用電腦時的正確姿勢

雖然還是要保持「坐推3公分」的姿勢，但爲了能更舒適地進行作業，還有其他幾個重點。

1 把電腦放在身體的正面

有的人可能因爲空間的關係，把電腦放在身體的斜側。可是，持續斜側作業的話，骨盆就會歪斜。把電腦放在正面有困難的人，請勿只扭轉上半身進行作業，要連椅子一起轉到朝向電腦的正面。

2 鍵盤位置不可高於手肘

若是放在比手肘高的位置，就會形成把整隻手腕提起來的狀態，造成肩痠。請試著調整椅子的高度。

3 螢幕的畫面設置在視線的斜下方

如果螢幕的畫面在視線的正面，下巴就會凸出脖子容易痠痛，對眼睛也不好。

4 **時常檢查重心**

使用電腦時很容易因為鍵盤位置的影響，而使重心傾斜到左邊的坐骨。

請經常檢查重心，把體重均勻放在坐骨的前面（P.45的①）。

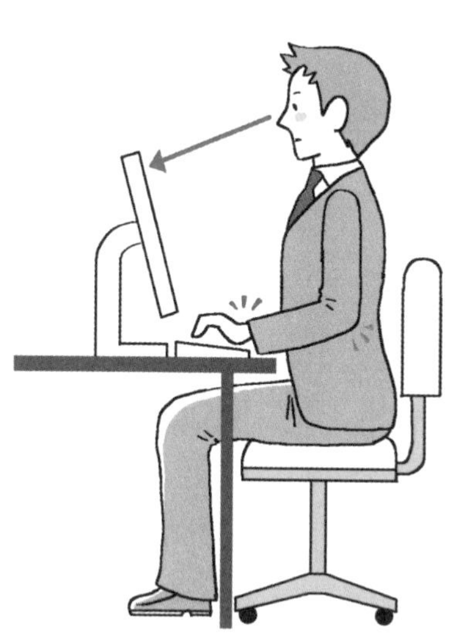

Q5

在整骨所被告知「左右腳長度不同」，這是什麼意思？

骨盆往後傾斜的程度左右不同時，**傾斜程度較嚴重的那邊腳就比較短。**

譬如總是用相同方向蹺腳的人，在上面的腳就會變短。這是因爲把腳放上面的那邊骨盆向後傾斜。肌肉因長年的習慣而僵硬，傾斜較嚴重的那邊就會被稍微向後拉扯，造成骨盆歪斜。雖說如此，並非整天都是歪斜狀態，一般在早上起床時，某種程度的歪斜就可以消除。

「我的雙腳一樣長嗎？」有如此困惑的人，我推薦一個簡單的檢查方法。請用「坐推3公分」的正確姿勢坐著，試著確認膝蓋的位置。有沒有哪一邊比較往後呢？**這代表那一邊的骨盆比較往後傾斜。**

那麼這次請試著把膝蓋在後面的那邊，將坐骨稍微往後推。

如何？膝蓋是不是漂亮對齊了？明明是往後推，膝蓋卻會往前凸出，真是不可思議，這是因爲骨盆被調整到正確的位置，使腳的長度一致了。

骨盆扭曲的人做「坐推3公分」的同時，也請試著注意膝蓋的位置。透過持續正確的姿勢，骨盆的歪斜也會自然消除。

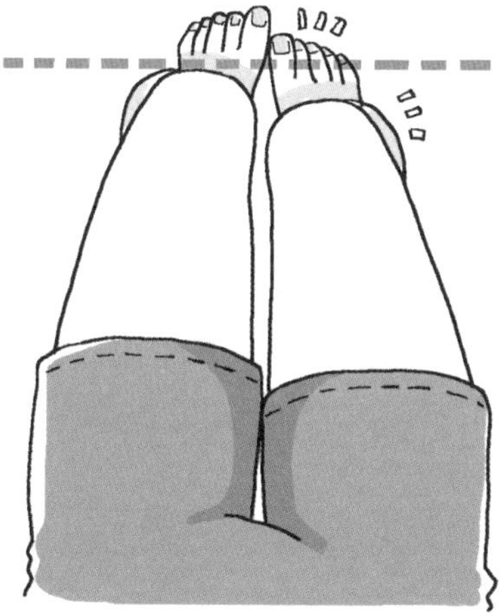

從圖中可以看出，右邊的骨盆比左邊的較往後傾斜。

此外，如果能在睡前實行第六章介紹的「扭動體操」，早上起床時左右腳的差異就會消失了。

Q6 請告訴我正確的走路方式

正確走路方式的最大重點就是**用腳後跟支撐，並用拇指往上踢，伸展膝蓋內側。**

實踐這個走路方式可以調整重心外移，並預防O型腿。均衡使用腳的內外側肌肉，使雙腿的線條都變苗條。

此外也能均勻使用小腿肚的肌肉，進而消除水腫。

伸展膝蓋內側時屁股的肌肉就會用力，所以有提臀效果。做得不順利時，可以試著加大步距快步走，自然而然就會形成此狀態了。

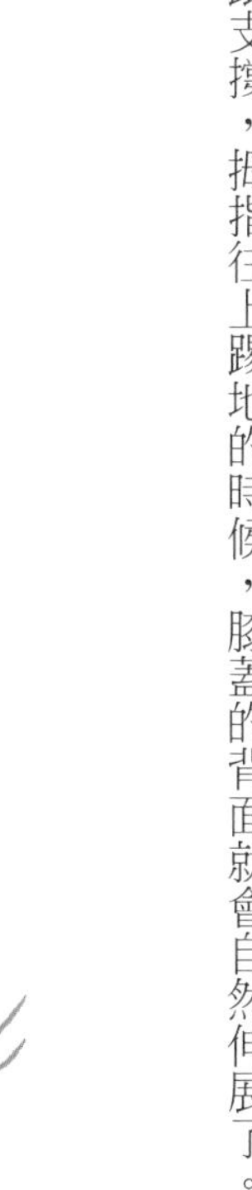

當做得到「坐推3公分」時，大腿後面的肌肉就可以得到伸展，因此用腳後跟支撐，拇指往上踢地的時候，膝蓋的背面就會自然伸展了。

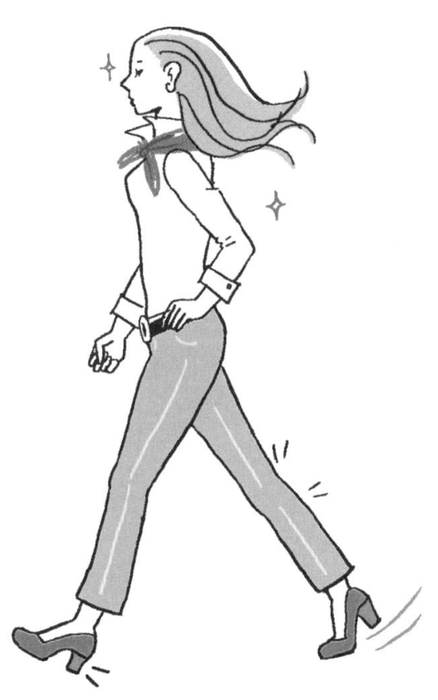

Q7 整骨時被說「穿高跟鞋不好」，不要穿比較好嗎？

穿高跟鞋與用腳尖站立走路是一樣的狀態：無法確實活動腳踝、未能使用小腿肌肉，因而造成血液循環惡化。

但是，你也想搭配時裝、享受高跟鞋的樂趣吧！

重點在於：**穿著高跟鞋時，仍需確實伸展膝蓋內側走路，讓小腿肚充分發揮幫浦的作用**。

請用拇指踢地面以後，確實伸展膝蓋內側走路吧！

走路時確實收緊肛門也很重要，這麼做能維持骨盆的角度而容易走路。

不過，5公分以上的高跟鞋，或是整個腳底做成厚底的鬆糕鞋，這種鞋子無法伸展膝蓋內側走路，最好避免穿著。

Q8 小孩的姿勢不好讓我很傷腦筋，該如何矯正小孩的姿勢？

以前的小孩常在戶外玩樂，坐著的時間較短，所以就算有些坐姿不良也不會有太大影響。

然而現在的小孩卻長時間坐著，上學、補習、打電動、用電腦、看電視……等。小孩的骨頭大概十二歲就會長成大人骨頭的外型，所以教導小孩正確的姿勢非常重要。

在我的治療中心也曾有兩邊肩膀高度不同、容易累、沒精力、集中力無法持續、一直想睡常賴床的小孩子來治療。不管哪個小孩子，只要矯正姿勢後，都會變得很有精神且非常活潑。

只是，要成功矯正姿勢必須自覺想讓姿勢變好、想去除這個疼痛等主要動機，但是小孩往往不自覺，所以很難發現姿勢不良產生的弊病。

重要的是父母本身要展現正確的姿勢給小孩看，然後告訴他姿勢的重要性。

此外，給予小孩正面的動機也很有效，例如「可以在踢足球時跑很快喔！」、「看起來精神飽滿也會受異性歡迎喔！」等等做爲鼓勵。

我正在做運動，透過矯正日常生活的姿勢，也能讓運動的紀錄進步嗎？

當然可以。

就像之前說過的，骨骼調整到正確的位置才能讓肌肉發揮百分百的力量。

有個國中二年級的男生被選爲縣上游泳比賽個人混合式的重點栽培選手，但他的肩膀很痛、手臂無法轉動，擔心會影響游泳比賽成績而來到我的醫院。

他的背部寬大，體格是游泳選手獨特的倒三角形，肌肉富有彈力，然而駝背卻很嚴重。

肩胛骨與肋骨之間僵化，完全無法用手指按壓；肩膀移位、下巴向前凸出，乍看還以爲是老爺爺。

於是我問他平常的坐姿如何？他說總是淺坐在椅子上，靠在椅背張開膝蓋聽課。這樣的坐姿會變成駝背也是理所當然。

因此他的治療以肩胛骨四周爲中心，並指導他正確的姿勢。一星期後駝背的狀態仍然很嚴重，於是我問他是否切實實踐正確的姿勢。原來他雖然做了，卻忘記把腳放在膝蓋正下方。

於是我再次指導他正確的坐姿。他也因爲正在等候比賽，本人也很認眞。每星期來醫院治療時，他的姿勢都變得更好，肩胛骨與手臂的問題也改善了。最後傳來他在大賽獲得優勝的開心訊息。

Q10

雖然別人說我姿勢不錯，但還是有肩痠嚴重的時候，是哪裡不對呢？

有的人即使骨盆向後傾斜彎腰，卻沒有駝背。這樣的人因爲藉由改變脊梁骨的角度而取得平衡，即使外表看起來沒問題，背上卻承受著負擔。我把這種狀態稱爲「隱藏腰駝背」。還是要用「坐推3公分」來矯正姿勢。

Q11

雖然正在矯正姿勢，但有時候會想用指壓或推拿讓自己舒爽……

坊間有很多的指壓與推拿店，我在症狀嚴重時也去過很多次，但當時只是按照指南手冊決定店家，都無法眞正改善我的症狀。因此我開發了可以靠自己治療的伸展操與扭動體操。

但是，人還是覺得放鬆身體感覺很舒服。哪種指壓或推拿比較好是個人喜好的問題，但我不建議用猛力揉開硬塊的方式。因爲施加強力身體就會產生防衛反應，變得更僵硬，可能使痠痛更嚴重。一旦如此，就會變成好像不接受推拿就不舒服，是惡性循環的開端。

這是治療方式的問題，因爲有時候患者會要求用「更大的力道」，而醫者只好按照要求加強力量。

正確的做法應該是：剛治療完仍感覺不舒適，而第二天早上會覺得很舒暢。

Q12 身體柔軟對肩痠、腰痛比較好嗎？

所謂的身體柔軟，就是關節的可動區域很大的意思。這會根據每個人的體質而有所不同，但總是維持相同姿勢不動，身體的可動區域就會越來越小，使身體逐漸僵化。

特別是持續彎腰駝背的狀態時，肌肉與關節承受的負荷會變大，因此肌肉僵硬後，關節的可動區域也縮小，身體於是越來越僵硬。

只要持續實行「坐推3公分」的姿勢，肌肉與關節就不易承受負擔，可以預防身體繼續變僵硬。

身體柔軟的人肌肉狀態也很好，所以不容易肩痠、腰痛。剛洗完澡時做做柔軟體操很有效，而利用「扭動體操」放鬆身體也可以打造柔軟的身體。

Q13 肥胖就容易肩痠或腰痛嗎？

人體有了脊梁骨的S字形曲線，就能讓身體輕鬆活動。過度肥胖會導致S字形曲線走樣，造成肩痠或腰痛。

但每個人的肥胖部位不同，肩痠、腰痛的類型也不一樣。

小腹往前凸出的孕婦體型，因爲肚子極端伸展而失去了腹肌的力量，只靠腰部撐起小腹，因此腰會越來越往前凸，這就是所謂的腰椎前凸。

一旦變成腰椎前凸，本來的S字形曲線就會往腰的前方彎曲得更厲害。當上半身的體重都施加在這個部位時，腰部將無力承擔，容易形成被勒緊的腰痛。

這種類型的人做「坐推3公分」的時候，請**施加腹壓使肚臍往脊梁骨靠近**，就會漸漸恢復脊梁骨的S字形曲線，腰痛或肩痠也會變輕鬆。

此外，去泡溫泉或使用水療設施時，請試著用按摩浴缸的泡泡打在肚子上。這時腰椎前凸就會自然被往後推，使腰部變得輕鬆。

另一方面，背部、肚子、屁股、大腿等部位都肥胖的人，有難以從外表看見骨骼的問題。

即使骨盆向後傾斜、整個背部彎得像龜殼一樣，也還是很難察覺。然而只要專家一摸，經常就會發現在肌肉深處的骨盆已經向後傾斜了。

這種類型的人察覺自己姿勢的信號是下巴的位置。用一般的姿勢坐著的時候，下巴是不是會往前凸？請試著在旁邊放鏡子照看看吧。**下巴凸出的人，骨盆可能已經往後傾斜，整個背部肌肉的深處狀況都很差。**

Q14 我很在意自己戽斗，這和姿勢有關嗎？

有很大關係。

所謂的戽斗，就是指下齒比上齒往前凸出的狀態。當然，這也與天生的骨骼或其他因素有關。可是，到了小學高年級以上才發現戽斗很明顯的狀況，請懷疑是不是姿勢不良。

如同我說明過好幾次的，骨盆往後傾斜下巴就會往前凸出。直到成人骨頭成形的十二、十三歲左右，這段時期若持續骨盆向後傾斜的姿勢，就會在此狀態下發展爲成人的骨頭。因爲下齒附著在下巴的骨頭上，受到往前凸出的下巴骨頭影響，下齒就會比上齒往前凸出，而造成戽斗。

這時候改變姿勢，只能預防戽斗更加嚴重。醫治戽斗需要接受專家的治療，除了接受治療，持續矯正姿勢才能使治療效果顯著。

Q15 懷孕肚子大了以後就會腰痛

若要挺著大肚子實行「坐推 3 公分」會很辛苦。尾骨緊貼著椅子的深處角落，輕輕靠在椅背上就可以了。懷孕時容易腰椎前凸，所以腰部與椅背間可能會形成很大的空隙。這時，請在尾骨碰到椅子角落的狀態下，暫時彎背，用彎曲的狀態靠在椅背上。腰與椅背的空間變窄，應該就能輕鬆坐著。

此外，懷孕時因爲骨盆變化及賀爾蒙的關係，薦腸關節會配合鬆動，而薦腸關節一旦僵硬就無法順利鬆動，這就是腰痛的原因。

這時，用 P.124 介紹過的綁腳睡覺方法很有效。透過強制閉合膝蓋，可以讓薦腸關節容易鬆動。只要持續三到七天，應該就能親身體會到效果。

Q16 請告訴我產後的骨盆矯正方法

一生產完，骨盆就變成打開的狀態。恢復原樣的時間，會根據母乳哺育或奶粉哺育而有所不同。不管哪個方式，此時維持正確的姿勢都很重要。反過來說，**過去骨盆往後傾斜的人，這也是調整的好機會。**

用母乳育兒的人，不需要努力讓體型快速恢復原狀。哺乳中的身體豐滿又軟綿綿的，對嬰兒來說最舒服了！把嬰兒當作第一考量，斷乳以後再收緊自己的身體也還來得及。

只不過，長久處於不自然的姿勢，骨盆就會變成不對稱。**請避免只用單膝站著哺乳等不自然的姿勢，盡量注意讓身體維持左右對稱。**

用奶粉育兒的人，在相當早的階段就要開始恢復骨盆。雖然有個人差異，但產後三個星期，就要開始注意姿勢。所以，一邊照顧嬰兒的同時，也要適當的矯正姿勢。

「扭動體操」對調整骨盆也很有效，所以請試著在嬰兒睡著的時候，或是有空的時間勤於做運動吧！不管用母乳還是奶粉育兒的人，都最好利用婦產科等處推薦的「骨盆帶」。

此外，因爲懷孕生產，肚子的肌肉處於被拉扯的狀態。即使懷孕前就努力運動鍛鍊腹肌的人也一樣。爲了使衰弱的腹肌恢復，必須勤於鍛鍊腹肌。但不必特別做腹肌運動，**只要施加腹壓把肚臍往脊梁骨靠近就能達到效果了**。如此一來，抱著嬰兒或背著嬰兒的時候也可以做。

這個時期若是沒有好好調整骨盆的歪斜、強化衰弱的肌肉，就會變成慢性腰痛的老毛病，也是容易扭傷腰的原因。

只要稍微注意姿勢結果就大大不同，請盡量努力看看吧！

後記

非常感謝你讀到這裡。

最後請讓我稍微談談自己的事。

我在正文中也提過，我也一直爲了嚴重的肩痠與腰痛煩惱，過去有過四次扭傷腰的經驗。

一開始是高中練韻律體操的時候。我不小心弄傷了腰，去骨科看病。打針以後，吃了醫生開的處方藥疼痛就消失了。這時我誤以爲已經治好了，又繼續練韻律體操，結果連走路都不舒服。之後我開始到各家治療中心治療，但有所改善的只有第一次。

「爲什麼技術這麼差呢？」我在內心責備起幫我治療的醫生。

但是，現在我懂了。醫生或治療者不可能監視病人的日常生活。無論對身體施加多好的治療，都會與生活習慣抵銷，因而持續過著更惡化的生活，當然不可能改善。

後來我放棄韻律體操，也學習著如何自己治療，但仍與疼痛繼續搏鬥。

到了三十五歲左右，也因爲自己本身是治療者的立場，我發現雖然治療很重要，但將狀態保持好才是更重要的。

然後，我下定決心去做。我以常去的治療中心的指導爲基礎，致力於改善姿勢。然而卻變成所謂的「腰椎前凸」，很痛苦而無法持久。在我四十到四十五歲之間，又第四次閃到腰。

這是我最糟的時候。我一邊經營治療中心，一邊單親養育三歲的小孩，這個時期也要看護因爲腦中風而倒下的父親。再加上更年期，身體狀況也越來越差。

這種狀態持續了兩個月以上，當我以爲該不會這輩子就這樣過下去的時候，我的腦袋發出「轟隆轟隆」的聲音改變了一切！

如果身體會說話的話，那它一定有意見。希望你這樣使用、請勿這樣使用……我想聽取它的聲音。然後，我開始實驗如何最輕鬆維持姿勢。

成果就是本書所要傳達的內容。

只要試著養成正確姿勢的習慣，就能明白這有多麼輕鬆。我感覺到過去的疼痛與來來回回於治療中心的辛苦到底算什麼呢？

我在治療中心也傳達給患者姿勢的重要性。雖然我對自己的技術很有自信，但每天都親身體會到一件事——**比起治療，平日維持正確的姿勢更重要。**

我也由衷希望各位能感覺到這份效果。

這本書能夠完成，多虧許多人的協助。

提案出版的池本克之先生、協助什麼都不懂的我的樺木宏先生、決定出版的朝日新聞出版的齋藤順一總編輯、協助執筆的責任編輯野村美繪小姐、幫我畫漂亮插圖的植木美江小姐、從解剖學的觀點爲我監修的兒玉公道老師、爲我治療長年腰痛的齊藤巳乘老師、啓發我扭動體操的熊谷剛老師，請容我致上由衷的感謝之意。

在治療中心工作的工作人員也很支持我，多虧了大家，我才能有執筆的時間，眞的很感謝！

此外，本書活用了許多「客人的聲音」。礙於頁數有限，無法把每一位協助我的客人的聲音都表達出來，我由衷感謝你們。

還有獨立的獨生女，升學的重要時期我卻什麼忙都幫不上，多虧有妳，這本書才能問世，眞的很謝謝妳！

最後，希望你的人生可以消除莫名其妙的疼痛與焦躁不安！並祝福你展開更充實有自我風格的人生。

2012年5月吉日

片平悅子

驚人坐推力！

改變坐姿3公分，贅肉消、身形正、肩頸腰不再痛！

作　者—片平悅子
譯　者—陳冠貴
責任編輯—林巧涵
執行企劃—林倩聿、張燕宜
美術設計—陳郁汝
校　對—洪麗雲
董事長
總經理—趙政岷
總編輯—余宜芳
出版者—時報文化出版企業股份有限公司
10803台北市和平西路三段二四〇號三樓
發行專線—（〇二）二三〇六—六八四二
讀者服務專線—〇八〇〇—二三一—七〇五．（〇二）二三〇四—七一〇三
讀者服務傳真—（〇二）二三〇四—六八五八
郵撥—一九三四四七二四時報文化出版公司
信箱—台北郵政七九～九九信箱
時報悅讀網—http://www.readingtimes.com.tw
電子郵件信箱—ctliving@readingtimes.com.tw
第一編輯部臉書—http://www.facebook.com/readingtimes.fans
流行生活線臉書—https://www.facebook.com/ctgraphics
法律顧問—理律法律事務所　陳長文律師、李念祖律師
印　刷—百均印刷有限公司
初版一刷—二〇一四年十月九日
定　價—新台幣二八〇元
⊙行政院新聞局局版北市業字第八〇號

驚人坐推力！改變坐姿3公分，贅肉消、身形正、肩頸腰不再痛！／片平悅子作；陳冠貴譯. -- 初版. -- 臺北市：時報文化，2014.10　面；　公分
ISBN　978-957-13-6084-3（平裝）
1.姿勢 2.運動健康
411.75　　103018614

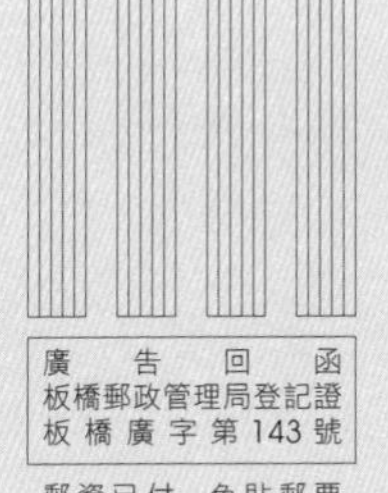

廣　告　回　函
板橋郵政管理局登記證
板　橋　廣　字　第 143 號

郵資已付　免貼郵票

10803
台北市萬華區和平西路三段240號四樓
時報文化出版企業股份有限公司 收

書名：驚人坐推力！ 改變坐姿3公分，贅肉消、身形正、肩頸腰不再痛！
書號：CSC0124

時報悅讀網
www.readingtimes.com.tw

請用虛線標註切割線

感謝您購買時報文化出版的書籍，您的建議是我們前進的動力，您的支持與鼓勵將使我們更加努力製作更好的作品！

Q1 請問您從何處購得本書？
□一般書店（______縣市________書店）　□網路書店（________網路書店）
□時報悅讀網　□其他______________

Q2 請問您購買本書的原因為？
□主題符合需求　□封面吸睛　□內容豐富　□喜愛作者　□對獎品感興趣
□工作需要　□其他______________

Q3 您的閱讀習慣為？
□飲食文化　□休閒旅遊　□健康醫療　□美容造型　□兩性
□歷史哲學　□藝術人文　□心理勵志　□其他________________

Q4 您對本書或本公司有什麼建議呢？

____

____

時報出版

請完整填寫資料及後頁問題後，於2014年12月20日前將回函寄回108台北市萬華區和平西路三段240號四樓，就有機會抽中矯正體態、護脊翹臀的貝樂宜美姿墊！（三名）【影印無效，以郵戳為憑】

姓名：__________性別：□男　□女

E-mail：____________________________________

聯絡電話：（日）___________________（夜）___________________

（手機）___________________

聯絡地址：（請寫郵遞區號）____________________________________

獎項內容

BackJoy貝樂宜美姿墊為美國專利品牌，榮獲美國FDA/SGS驗證，有助於調整坐姿、運動核心，舒緩臀壓、保護脊椎，運用腹部平衡坐姿，輕鬆維持S曲線，讓您的腰部線條更加迷人，可適用於任何座椅及地板，適用族群於上班族，銀髮族，學生族群，孕媽咪等長時間久坐之族群。

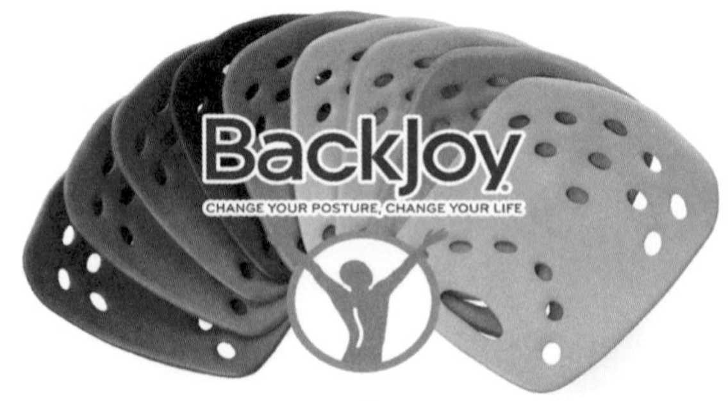

備註：

1. 得獎名單將於 2014 年 12 月 25 日公告於時報出版流行生活線官方 FB。得獎者將以電話與 E-mail 通知。
2. 限中獎者使用，獎品不得折現或其他產品。
3. 如有未竟事宜，以時報出版公告之訊息為準。
4. 時報出版享有本活動最終解釋權。